教育部人文社科基金项目（09YJC790020）
北京中医药大学自主选题项目

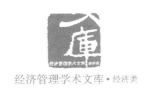

经济管理学术文库·经济类

中西部地区农村居民
基本医疗保险制度研究

Research on Basic Medical Insurance System of Rural
Residents in the Midwest Area

李瑞锋 高莉敏 胡凌娟 何敏娟 等/著

U0338498

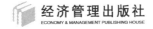

经济管理出版社
ECONOMY & MANAGEMENT PUBLISHING HOUSE

图书在版编目（CIP）数据

中西部地区农村居民基本医疗保险制度研究/李瑞锋，高莉敏，胡凌娟，何敏媚等著．
—北京：经济管理出版社，2016.5
ISBN 978 - 7 - 5096 - 4359 - 4

Ⅰ.①中…　Ⅱ.①李…　②高…　③胡…　④何…　Ⅲ.①农村—医疗保健制度—研究—中国
Ⅳ.①R199.2

中国版本图书馆 CIP 数据核字（2016）第 090539 号

组稿编辑：曹　靖
责任编辑：丁慧敏
责任印制：黄章平
责任校对：雨　千

出版发行：经济管理出版社
　　　　　（北京市海淀区北蜂窝 8 号中雅大厦 A 座 11 层　100038）
网　　址：www. E - mp. com. cn
电　　话：（010）51915602
印　　刷：北京九州迅驰传媒文化有限公司
经　　销：新华书店
开　　本：720mm×1000mm/16
印　　张：13.5
字　　数：250 千字
版　　次：2016 年 5 月第 1 版　　2016 年 5 月第 1 次印刷
书　　号：ISBN 978 - 7 - 5096 - 4359 - 4
定　　价：58.00 元

以下人员参与了本书的撰写：

李瑞锋　高莉敏　胡凌娟　何敏媚
沈鹏悦　耿　蕊　寿文静　齐慧颖

前　言

国家一直高度重视农村居民的医疗保障问题，2003 年开始试点新型农村合作医疗制度（简称"新农合"），这是一项独具中国特色的专门针对农村居民而建立的医疗保障制度，也是我国整个社会保障制度体系中的一个重要组成部分，随着新型农村合作医疗试点的不断推进，农村居民基本医疗保险制度的发展过程经历了试点阶段、全面推进阶段、巩固提高阶段、制度整合阶段四个不同的发展阶段。由于农村居民基本医疗保险制度在不同地区之间存在明显差异，东部地区的制度推进速度相对较快，地方政府的职能和财政投入在其中发挥了较大的作用。相对而言，中西部地区由于财政投入有限，农村居民收入偏低，贫困人口相对集中，集体经济比较薄弱，农村居民健康脆弱性突出等原因，农村居民基本医疗保险制度的发展面临许多困难。

本书重点分析了我国中西部地区农村居民基本医疗保险制度的运行现状，选取 7 个省份 10 个县（市、区、旗）作为样本进行分析。调查分析了中西部地区农村居民的患病风险、医疗服务利用及医疗保障需求，研究了中西部地区农村居民参加新型农村合作医疗的现状、意愿及满意度评价，重点对中西部地区新型农村合作医疗的筹资机制、补偿机制进行了分析，并对二者之间的基金平衡进行了测算。根据当前城乡居民基本医疗制度进入制度整合阶段的基本现状，重点分析了中西部地区整合城乡居民基本医疗保险制度的基本内涵、改革进程、统筹模式、筹资模式、住院补偿和管理模式等，并选取了三个有代表性的县（市、区、旗）进行了深入分析。

本书的主要作者有李瑞锋、高莉敏、胡凌娟、何敏媚、沈鹏悦、耿蕊、寿文静、齐慧颖，参与前期调研和报告分析的还有袁加、李志霞、欧阳亚楠、程咏冰、唐禄俊、李祉凝等。

本书得到了教育部人文社科基金项目《中西部地区新型农村合作医疗制度的可持续发展研究》（09YJC790020）和北京中医药大学自主选题项目《我国城乡居民一体化医疗保险在农村地区的运行机制研究》的资助，得到北京中医药发展政策研究中心的支持，特此感谢。在本书写作过程中，得到了许多学者的帮助，同时也参考了众多专家学者的相关研究成果，我们尽可能对前人的研究做了清楚的标注，在此一并表示感谢。由于作者的知识水平和对这一问题的认识有限，书中不可避免出现不当之处甚至错误，恳请读者不吝赐教。

作者
2016 年 4 月

目　　录

第一章 绪 论

第一节 问题的提出

新时期以来，农村居民大范围享受基本医疗保险开始于 2003 年的新型农村合作医疗制度（简称"新农合"），这是党中央、国务院为解决农村居民长期以来存在的"看病难、看病贵"问题，缓解"因病致贫、因病返贫"现象而建立的一项基本医疗保障制度，这是一项独具中国特色的专门针对农村居民而建立的医疗保障制度，也是我国整个社会保障制度中的一个重要组成部分。新型农村合作医疗是针对我国过去曾实行过的传统农村合作医疗而言的，是一种新型的医疗保障制度。传统的农村合作医疗在过去缺医少药的背景下曾发挥了巨大的作用，但是随着经济体制改革的推进，合作医疗赖以生存的外部条件发生了深刻变化，集体经济瓦解，相关政策相对缺乏，加上制度本身固有的缺陷，传统农村合作医疗开始出现大面积滑坡，大部分农村居民成为自费医疗群体，"因病致贫、因病返贫"问题非常突出。针对这种情况，2002 年中共中央、国务院颁布《中共中央国务院关于进一步加强农村卫生工作的决定》（中发〔2002〕13 号），其中确立的农村卫生工作目标明确提出，到 2010 年在我国农村基本建立以大病统筹为主的新型合作医疗制度，这是我国第一次正式提出建立新型农村合作医疗制度。2003 年国务院办公厅转发卫生部等部门发布的《关于建立新型农村合作医疗制度的意见》明确指出，新型农村合作医疗制度是由政府组织、引导、支持，农村居民自愿参加，个人、集体和政府多方筹资，以大病统筹为主的农村居民医疗互助共济制度，提出从 2003 年起，各省、自治区、直辖市至少要选择 2 ~ 3 个县（市）先行试点，取得经验后逐步推开，到 2010 年，实现在全国建立基本覆盖农村居民的新型农村合作医疗制度的目标，减轻农村居民因疾病带来的经济负担，提高农村居民健康水平。

农村居民基本医疗保险制度的发展过程大体经历了以下四个阶段：试点阶段、全面推进阶段、巩固提高阶段、制度整合阶段。

试点阶段：国家卫生计生委统计数据显示，2003年新型农村合作医疗制度全国首批启动的试点县（市、区）有304个，经过一年多的试点，截止到2004年底，试点县（市、区）增加到333个。截止到2005年底，全国试点县（市、区）达到了678个，覆盖农业人口2.36亿，占全国农业人口的26.7%，参合率达到了75.6%。总的筹资金额达到了109.03亿元。2006年七部委联合下发了《关于加快推进新型农村合作医疗试点工作的通知》，进一步提出要加快推进新型农村合作医疗试点工作，努力实现2006年全国试点县（市、区）数量达到全国县（市、区）总数的40%左右，2007年扩大到60%左右，2008年在全国基本推行，2010年新型农村合作医疗制度基本覆盖农村居民的目标。在这一政策目标的指导下，试点工作发展迅速，截止到2006年底，全国已有1451个县（市、区）开展了新型农村合作医疗，覆盖人口为5.08亿人，4.10亿农村居民参加了合作医疗，参合率达到80.7%，全国共补偿参加新型农村合作医疗的农村居民2.72亿人次，补偿资金支出合计为155.81亿元，农村居民的医疗保障程度得到大幅度提高。

全面推进阶段：进入2007年，新型农村合作医疗的实施进度进一步加快，《卫生部、财政部关于做好2007年新型农村合作医疗工作的通知》又进一步提出，从2007年开始，全国新型农村合作医疗由试点阶段进入全面推进阶段，要覆盖全国80%以上的县（市、区）。2008年《卫生部、财政部关于做好2008年新型农村合作医疗工作的通知》提出，2008年实现新型农村合作医疗制度的全面覆盖。截止到2008年底，全国已有2729个县（区、市）开展了新型农村合作医疗，参合农村居民8.15亿人，参合率达到91.5%。2008年筹资总额达785.0亿元，人均筹资96.3元。全国新型农村合作医疗基金支出662.0亿元。补偿支出受益5.85亿人次，其中，住院补偿0.51亿人次，门诊4.86亿人次，体检及其他补偿0.48亿人次。

巩固提高阶段：截止到2009年底，全国有2716个县（市、区）开展了新型农村合作医疗，参合人口数达8.33亿人，比2008年增加1800万人，参合率为94.0%，比2008年增加2.5个百分点。2009年筹资总额达944.4亿元，人均筹资113.4元。全国新型农村合作医疗基金支出922.9亿元，补偿支出受益7.6亿人次，其中，住院补偿0.6亿人次，门诊补偿6.7亿人次。到目前为止，新型农村合作医疗制度已经在我国农村地区全面实施。新型农村合作医疗制度从2003年开始试点，到2007年全面推进，一直到目前的全面覆盖，从点到面，已经走过了 10 多年的发展历程。新型农村合作医疗制度在减轻农村居民医疗负担、解决"看病难、看病贵"、缓解"因病致贫、因病返贫"状况、保障农村居民健康方面发挥了重要作用，已经成为实现农村居民基本医疗保障的重要形式。

制度整合阶段：在推进新型农村合作医疗制度过程中，开展了新型农村合作医疗制度与城镇居民基本医疗保险两项制度的衔接和整合试点，浙江省嘉兴市早在 2003 年就开始探索城乡居民基本医疗保险制度的整合。2007 年 6 月，国家批准成都市和重庆市设立全国统筹城乡综合配套改革试验区，其中，统筹城乡医疗保障制度是一项重要建设内容。2008 年原卫生部将山西省晋中市榆次区、襄汾县，江苏省镇江市、常熟市，重庆市江北区、合川区、九龙区，浙江省嘉兴市，云南省开远市和青海省海东市这 10 个县市及地区定为新型农村合作医疗与城镇居民基本医疗保险相衔接试点地区。在国家统筹城乡发展战略和一系列相关政策文件指导下，各地开始积极探索整合城乡居民基本医疗保险制度的改革试点，特别是从 2010 年起，实施整合城乡居民基本医疗保险制度的地区逐渐增多。据统计，到 2011 年底，全国共有 41 个地（市）级地区和 162 个县（市）级地区已经开展了医疗保险的城乡统筹，实现了城乡医疗保险的统一管理（王宗凡，2012）。2016 年 1 月国务院出台《关于整合城乡居民基本医疗保险制度的意见》，明确提出，整合城镇居民基本医疗保险和新型农村合作医疗两项制度，建立统一的城乡居民基本医疗保险制度。

我国农村居民基本医疗保险的发展存在明显的地区差异。从新型农村合作医疗制度的发展来看，东部地区发展迅速，相关试点推进速度较快，地方政府的职能和财政投入在其中发挥了较大的作用。统计数据显示，2006 年，东部地区新型农村合作医疗制度地方财政补助额占筹资总额的比例高于同期全国平均水平，新型农村合作医疗基金中，中央财政补助资金占当年筹资总额的 5.90%，地方财政补助资金占 60.06%，农村居民个人缴费占 30.53%。2006 年东部地区新型农村合作医疗制度人均筹资额已经达到 62 元，高于全国平均水平 10 元。2006 年东部地区参合农村居民整体受益率为 78.93%。而相对来说，中西部地区新型农村合作医疗制度的发展却面临许多困难，财政投入有限，农村居民收入偏低，贫困人口相对集中，集体经济比较薄弱，农村居民健康脆弱性突出，新型农村合作医疗的覆盖率依然偏低，补偿程度偏低，制度的稳定发展和持续发展面临严重挑战。统计数据显示，2006 年中西部地区新型农村合作医疗制度人均筹资额均为 45 元，低于东部地区，也低于全国平均水平，参合农村居民整体受益率分别为 48.76% 和 61.78%，中部和西部地区明显低于东部地区，而且也低于全国 65.03% 的平均水平。从制度整合的探索试点来看，在国家相关政策引导下各地积极探索制度整合的路径及实施办法，但是相对而言，东部地区推进速度相对较快，覆盖范围更大，中西部地区相对缓慢。根据调查，东部地区已经实行制度整合的市（地）有 46 个，中西部地区分别有 16 个和 13 个，其中，东部地区的天津市、广东省、浙江省和江苏省整合城乡居民基本医疗保险制度的覆盖范围相对较大，目前天津市已经在全市范围内实行城乡居民基本医疗保险制度，广东省已有 14 个市（地）实施制度整合，浙江省有 12 个，江苏省有 9 个。因此，本书重点就中西部地区的农村居民基本医疗保险制度展开深入研究。

第二节　研究样本

本书的研究对象是中西部地区实施新型农村合作医疗制度的地区，以及实施城镇居民基本医疗保险和新型农村合作医疗制度整合（整合城乡居民基本医疗保险制度）的地区，由于新型农村合作医疗制度主要以县级为主，整合城乡居民基本医疗保险制度主要以市（地）级为主，因此，本书关于新型农村合作医疗制度以中西部地区开展新型农村合作医疗的县（市、区、旗）为样本，关于整合城乡居民基本医疗保险制度主要通过网络调查方法搜索全国已经开展制度整合的 78 个市（地）为样本。

县级样本包括 7 个省 10 个县（市、区、旗）（以下称为样本县）：中部地区包括 3 个省 5 个县（市、区、旗），分别是湖南省的望城县（区）① 和宜章县、山西省的中阳县和柳林县、黑龙江的友谊县；西部地区包括 4 个省 5 个县（市、区、旗），分别是甘肃省的甘谷县和武山县、贵州省的赤水市、重庆市的荣昌县、内蒙古自治区的四子王旗。

表 1-1　样本县的具体分布

地区	省（市、自治区）	县（市、区、旗）
西部	甘肃	甘谷县
	甘肃	武山县
	贵州	赤水市
	重庆	荣昌县
	内蒙古	四子王旗

---

① 望城区是从 2011 年撤县改区。

续表

地区	省（市、自治区）	县（市、区、旗）
	湖南	望城县（区）
	湖南	宜章县
中部	山西	柳林县
	山西	中阳县
	黑龙江	友谊县

本书抽取的这10个样本县具有较好的代表性。从行政设置、经济发展水平、农业人口规模、卫生条件、实施新型农村合作医疗的模式、启动新型农村合作医疗的时间等各个方面来看，都体现出较好的代表性。

从行政设置的角度来看，既有县级市、市辖区，又有农业县和牧业旗。具体来讲，10个样本县中包括1个县级市（赤水市）、1个市辖区（望城区）、1个牧业旗（四子王旗）、7个农业县。

从启动新型农村合作医疗的具体时间来看，既有2003年国家启动第一批新型农村合作医疗试点的样本县，也有2007年国家全面推进新型农村合作医疗的样本县。具体来讲，样本县中，最早启动新型农村合作医疗的是赤水市，于2003年启动，属于国家第一批新型农村合作医疗试点县。2004年启动新型农村合作医疗的样本县是武山县，2005年启动新型农村合作医疗的样本县是荣昌县，2006年启动新型农村合作医疗的样本县是望城县和柳林县。按照国家相关文件，2007年我国新型农村合作医疗由试点阶段进入全面推进阶段，这一年启动了新型农村合作医疗的样本县包括甘谷县、四子王旗、宜章县、中阳县和友谊县（见图1－1）。

从实施新型农村合作医疗的模式来看，10个样本县中，2003～2010年，有8个县（市、区、旗）一直实行的是专门针对农村居民的纯粹的新型农村合作医疗制度，有2个县（市、区、旗）实行的是城乡居民基本医疗保险，将新型农村合作医疗与城镇居民医疗保险进行了整合，具体的样本县是荣昌县和望城县。荣昌县在重庆市关于医疗保障政策的统一安排下，从2009年底正式启动城乡居民合作医疗保险的整合工作，将城镇居民基本医疗保险和新型农村合作医疗制度整合成城乡居民合作医疗保险。望城县在长沙市关于医疗保障政策的统一安排下，从2010年10月起，将新型农村合作医疗经办机构成建制统一并轨到望城县劳动和社会保障局下属的医疗保险管理服务中心管理，城镇居民基本医疗保险和新型农村合作医疗制度整合成城乡居民医疗保险体系。2011年初，长沙市为了完善城乡居民基本医疗保障体系，统筹城乡居民基本医疗保险制度，制定了《长沙市城乡居民基本医疗保险办法》，对两种制度的整合进行了进一步明确的规定。

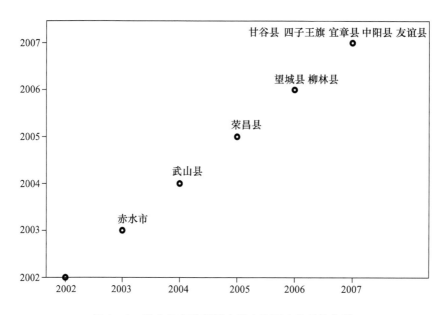

图 1-1　样本县启动新型农村合作医疗的具体年份

从经济发展水平来看，既有经济发展水平相对较好的县，也有经济相对落后的贫困县。10 个样本县中，2009 年有 5 个样本县的地区生产总值为 20 亿~35 亿元，有 1 个样本县的地区生产总值超过 150 亿元（见图 1-2）。从人均地区生产总值来看，也存在很大差异。例如，2009 年武山县人均生产总值为 5534 元，而赤水市已经达到 11356 元，友谊县达到 18870 元，荣昌县达到 19777 元。

从农村居民收入水平来看，既有富裕县，也有贫困县。数据显示，2009 年农村居民人均纯收入最低的样本县仅为 2335 元，最高的样本县达到 9749 元，相差三倍多。7 个样本县的农村居民人均纯收入为 2000~5000 元，低于 5153.2 元的全国平均水平，只有 3 个样本县的农村居民人均纯收入水平高于全国平均水平（见图 1-3）。有些样本县还是国家或省级贫困县，这些地区农村居民收入水平相对较低，例如，四子王旗就是国家贫困县，人均纯收入为 3012 元，宜章县属于省级重点贫困县，人均纯收入为 2477 元。

（亿元）

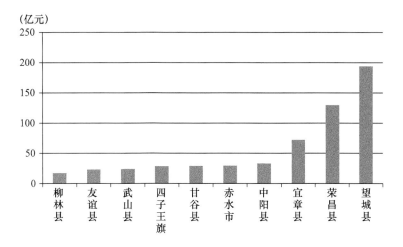

图 1－2 2009 年样本县的地区生产总值

资料来源：各地国民经济和社会发展统计公报。

（元）

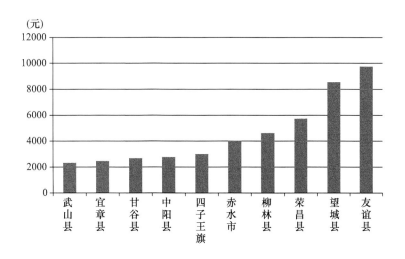

图 1－3 2009 年样本县农村居民人均纯收入

资料来源：农村居民人均纯收入来自各省统计年鉴。

从卫生条件来看，不同地区也存在明显差异。医院、卫生院床位数最少的样本县是四子王旗，有 228 张床；床位数最多的样本县是荣昌县，达到 2640 张床。其中，8 个样本县的医院、卫生院床位数低于 1000 张。有 4 个样本县的医院、卫生院床位数低于 500 张。

从农业人口规模来看，样本县之间存在较大的地区差异。2009 年农业人口数最少的样本县为 9.45 万人，最多的样本县达到 63.79 万人，相当于人口最小县的6.7倍。其中，有5个样本县的农业人口数低于30万人（见表1-2）。农业人口的多少直接影响新型农村合作医疗的参合规模和新型农村合作医疗基金统筹规模，进而影响新型农村合作医疗的整体发展。

表1-2　2009年各样本县基本情况

地区	省（自治区、直辖市）	县（市、区、旗）	农业人口（万人）	医院、卫生院床位数（张）
西部	甘肃	甘谷县	56.01	441
	甘肃	武山县	38.88	754
	贵州	赤水市	22.93	680
	重庆	荣昌县	63.79	2640
	内蒙古	四子王旗	15.02	288
中部	湖南	望城县	42.08	818
	湖南	宜章县	45.24	1539
	山西	柳林县	27.48	415
	山西	中阳县	9.45	337
	黑龙江	友谊县	28.42	950

资料来源：医院、卫生院床位数来自中国县（市）社会经济统计年鉴；农业人口数来自当地相关部门提供的统计数据。

样本县的具体情况介绍：

（1）甘谷县位于甘肃省东南部，天水市西北部，辖5个镇10个乡，405个村委，2210个村民小组，6个社区，97个居民小组，城乡共15.2万户。2009年实现生产总值29.2亿元，增长15.45%。2009年财政收入累计完成20158万元，较2008年同期增长38.5%，增收5600万元。

（2）武山县位于甘肃省东南部，天水市西端，辖15个乡镇，344个行政村。2007年生产总值达到16.6亿元，增长13.1%，2009年实现生产总值239188万元，较2008年增长12.4%。2009年人均生产总值达到5534元，比1999年的1093元增长4倍，年均增长10.1%。2007年农村居民人均纯收入达到1784元，增长7.9%。2009年农村居民人均纯收入2335元，较2008年增加220元，增长10.4%。2009年实现大口径财政收入10118万元，较2008年增长26.6%，实现地方财政收入（一般预算收入）4652万元，比1999年的2122万元增长1.2倍，年均增长8.2%。

（3）赤水市地处贵州遵义西北部，辖9个镇、5个乡、3个街道，100个行政村，22个社区。2008年全市生产总值完成269227万元，同比增长12.1%，农村居民人均纯收入 3600 元，增长 8.4%。2009 年实现地区生产总值 296063 万元，比 2008 年增长 14.4%。2009 年人均生产总值 11356 元，比 2008 年增长 14.2%。2009 年，全市完成财政总收入 24062 万元，比 2008 年增长 14.55%，其中，地方财政收入完成 13800 万元，比 2008 年增长 14.64%。

（4）四子王旗地处内蒙古自治区中部，总面积 25516 平方公里，全旗辖 4 个苏木、2 个乡、5 个镇、1 个牧场共 12 个行政区。2009 年，国内生产总值 28.7 亿元，增长 8.5%，财政收入 7966 万元。

（5）宜章县位于郴州市南端，是革命老区县、省级贫困县、山区农业县，全县总面积 2134.8 平方公里，辖 27 个乡镇，347 个行政村。2006 年全县生产总值 54.77 亿元，农村居民人均纯收入 2801 元。2009 年全县生产总值达 72.2 亿元，增长 16%，财政总收入达 5.3 亿元，增长 26.15%。

（6）望城县（区）位于湖南省长沙市境内，辖 19 个乡镇、218 个行政村。2009 年实现地区生产总值 194.09 亿元。2009 年实现财政总收入 14 亿元，其中地方财政收入 11 亿元。2011 年 5 月 20 日，经国务院批准，望城正式撤县设区，成为长沙市的第六区。

（7）柳林县位于山西省中西部边缘，全县国土总面积 1288 平方公里，辖 8 个镇、7 个乡、257 个行政村。2009 年，全县实现地区生产总值 17.47 亿元，财政总收入达到 44.8 亿元。

（8）中阳县位于山西省西部，全县国土总面积 1441.4 平方公里，现辖 5 个镇、2 个乡、100 个行政村（居）。2008 年地区生产总值完成 39.96 亿元，同比增长 6.8%，财政总收入 9.03 亿元，同比增长 42.9%。2009 年国内生产总值实现 33.4 亿元，人均国内生产总值 22798 元，均与 2008 年持平。

（9）友谊县位于黑龙江省东北部，总面积 1888 平方公里。2009 年完成地区生产总值 233829 万元，按可比价格计算，比 2008 年增长 17%，人均地区生产总值完成 18870 元，比 2008 年增长 16.7%。2009 年完成财政总收入 39471 万元，比 2008 年增长 49.9%，其中财政一般预算收入 6216 万元，比 2008 年增长 42.1%。

（10）荣昌县位于重庆市西部，地处四川、重庆两地接壤处，2009 年实现地区生产总值 1299825 万元，比 2008 年增长 17.8%。按常住人口计算，2009 年全县人均生产总值达到 19777 元，比 2008 年增长 17.0%。

第三节　数据来源

本书所使用的数据主要包括两方面：一方面是关于农户的调查数据，另一方面是关于医疗保险运行的地区调查数据。

第一部分的数据主要来自 2010 年对上述样本地区的农户抽样调查，每个县的样本量基本为 100～120，总样本量为 1040，即调查了 1040 户农村居民。除了上述农户调查数据，本书同时还使用了中国卫生服务调查（1993 年、1998 年、2003 年、2008 年）、卫生部新型农村合作医疗评估调查（2005 年）中关于农户调查的数据，进行对比分析。

第二部分的数据主要来自各样本地区管理部门提供的相关数据。除了部门数据外，本书同时还使用了中国卫生服务调查（1993 年、1998 年、2003 年、2008 年）、卫生部新型农村合作医疗评估调查（2005 年）、《新型农村合作医疗信息统计手册》、《中国新型农村合作医疗发展报告（2002～2012)》等资料中的数据，进行对比分析。

表 1-3　农户调查样本分布情况

地区	省（市、自治区）	县（旗）	样本量
中部	湖南	望城县	102
	湖南	宜章县	101
	山西	柳林县	103
	山西	中阳县	104
	黑龙江	友谊县	102
西部	贵州	赤水市	104
	重庆	荣昌县	100
	甘肃	甘谷县	103
	甘肃	武山县	103
	内蒙古	四子王旗	118
合计	—	—	1040

第二章　中西部地区农村居民的
患病风险、医疗服务利用
及医疗保障需求

　　医疗保障是指通过减少被保障者利用医疗服务的经济障碍，目的是从医疗服务提供的角度保护生命和健康等不受侵害的一种保障形式。理论上，一个国家的医疗保障制度应该覆盖所有居民，然而，长期以来，我国的医疗保障制度的覆盖范围非常有限，主要的保障对象是城镇职工。相对而言，大部分农村居民的医疗保障是缺失的，根据1998年第二次全国卫生服务调查数据显示，我国87.4%的农村居民完全是自费医疗，没有任何医疗保障；根据2003年第三次国家卫生服务调查报告显示，我国农村居民中有高达79%的人没有任何医疗保障，虽然没有医疗保障的农村居民比例较1998年有所下降，但是仍然相对较高。"看病难、看病贵"问题在广大农村地区非常普遍，也成为农村地区致贫和返贫的主要原因。为此，2003年我国开始启动针对农村居民的新型农村合作医疗制度，成为弥补这一缺陷的一项重要战略选择。但是农村地区的医疗保障和城市相比，仍然存在很大差异，而且即使在农村地区，也存在东部和中西部之间的地区差异。

　　从医疗保障制度的目的和作用来看，医疗保障制度通过补偿医疗费用可以提高居民看病就医的积极性，进而能有效保障居民的健康。但是我国长期存在的城乡二元分割体制，导致农村居民和城镇居民在健康、就诊、医疗消费和医疗保障需求等方面都存在很大的差异，不同地区的农村居民在上述各个方面也都存在明显差异，这些都会影响医疗保障制度的实施和运行以及效果的体现。通过对中西部地区农村居民的患病风险、医疗服务利用、医疗保障需求的研究，在此基础上，有助于基于农村居民的需求角度进一步分析新型农村合作医疗制度在中西部地区的运行情况以及存在的问题。

第一节 中西部地区农村居民的患病风险

反映居民患病风险的常用指标有两周患病率、慢性病患病率、健康自评等。许多研究经常使用上述指标分析和评价某类人群的健康状况，在类似研究中，样本量相对较大、资料相对全面的是由原卫生部组织实施的中国卫生服务调查，还有由卫生部为评价新型农村合作医疗而专门进行的调查。所有这些抽样调查研究主要的区别在于样本量大小和研究对象存在差异，其分析问题的角度和指标都基本一致。本部分主要根据对样本地区开展的农户调查，并结合其他同类调查研究，分析了中西部地区农村居民的患病风险情况。

一、农村居民两周患病率

2005 年国家为了对新型农村合作医疗实施 3 年来的效果进行评估，以确定未来的推进速度和政策选择，原卫生部与世界银行合作开展了新型农村合作医疗调查，对 17 个省的 32 个县（27 个县开展了新型农村合作医疗，5 个县未开展新型农村合作医疗）的 19200 户农村居民进行了入户询问调查。调查数据显示，27 个合作医疗县农村居民 2005 年两周患病率为 19.7%，参合农村居民两周患病率为 20.3%，未参合农村居民两周患病率为 17.6%。

2008 年中国卫生服务调查数据显示，农村居民的两周患病率为 17.7%（见表 2 - 1），农村东部、中部、西部之间的差异明显，分别是 18.2%、17.0% 和 18.1%。农村居民两周患病率在性别、年龄、受教育程度、收入等方面也都存在一定的差异，具体表现为：女性患病率高于男性；年龄差别患病率呈"两边高、中间低"分布；低文化程度人群的两周患病率较高；中等收入组患病率最低，最高收入组患病率最高。从趋势上来看，与 2003 年相比，东部、中部和西部地区农村居民的两周患病率明显提高。

表 2 - 1 2008 年东、中、西部地区农村居民患病情况

项目	西部（%）	中部（%）	东部（%）	平均（%）
两周患病率	18.1	17.0	18.2	17.7
慢性病患病率	16.2	17.0	18.2	17.1

资料来源：2008 年中国卫生服务调查研究。

二、农村居民慢性病患病情况

2005 年原卫生部与世界银行的合作调查显示，27 个合作医疗县农村居民2005 年慢性病患病率为 16.3%，参合农村居民慢性病患病率为 17.0%，未参合农村居民慢性病患病率为 13.7%。

2008 年中国卫生服务调查数据显示，农村居民的慢性病患病率为 17.1%，农村东部、中部、西部之间的差异明显，分别是 18.2%、17.0% 和 16.2%（见表 2 -1）。农村居民慢性病患病率在性别、年龄、收入等方面也都存在一定的差异，具体表现为：女性患病率高于男性；慢性病患病率随着年龄的上升而提高；最低收入组和最高收入组的慢性病患病率较高，而中等收入组略低。从趋势上来看，与 2003年相比，东部、中部和西部地区农村居民的慢性病患病率均明显提高。

2010 年本书在中西部地区开展的农户抽样调查数据显示，农村居民的慢性病患病率为 19.1%。其中，中部地区农村居民的慢性病患病率为 20.5%、西部地区农村居民的慢性病患病率为 17.8%（见表 2 -2）。不同性别之间农村居民的慢性病患病率存在一定差异，女性比男性的患病率要高（见表 2 -3），这一结论与第四次国家卫生服务调查是一致的。不同年龄农村居民的慢性病患病率存在明显差异，随着年龄的增加，患病率也在不断提高（见表 2 -4），这一结论与第四次国家卫生服务调查是一致的。不同收入组人群的慢性病患病率存在差异，低收入组人群的患病率较高，高收入组人群的患病率相对偏低（见表 2 -5）。

表 2 -2　中西部地区农村居民的慢性病患病率

地区	慢性病患病率（%）
中部	20.5
西部	17.8
总计	19.1

表 2 -3　中西部地区农村居民不同性别的慢性病患病率

性别	慢性病患病率（%）
男	18.40
女	20.40

表 2 -4　中西部地区农村居民不同年龄的慢性病患病率

年龄	慢性病患病率（%）
30 岁以下	6.8
31 ~40 岁	14.7

续表

年龄	慢性病患病率（%）
41～50岁	17.9
51～60岁	26.3
60岁以上	44.3

表2-5　中西部地区农村居民不同收入组的慢性病患病率

收入	慢性病患病率（%）
最低20%收入组	22.8
第二20%收入组	18.1
第三20%收入组	19.9
第四20%收入组	14.4
最高20%收入组	14.5

三、健康自评

除了慢性病患病率，本书还调查了农村居民对健康状态的自我评价。2010年本书在中西部地区开展的农户抽样调查数据显示，农村居民对健康状况的自评结果中，认为自己身体"非常好"和"好"的农村居民比例合计为68.8%（见表2-6），健康自评结果相对偏低。中西部地区农村居民的健康自评结果存在一定的地区差异，中部和西部地区农村居民认为健康相对较差的比例分别为9.2%、10.0%。不同性别之间也存在一定的差异，男性的健康自评要好于女性，男性认为自己健康非常好的比例为21.8%，女性认为自己健康非常好的比例为18.5%（见表2-7）。不同年龄之间健康自评结果也存在一定的差异，随着年龄的增加，对健康自评结果也相对较差（见表2-8）。

表2-6　不同地区农村居民的身体健康状态自评结果

地区	非常好（%）	好（%）	中等（%）	差（%）
中部	23.8	43.8	23.2	9.2
西部	17.6	52.3	20.1	10.0
总计	20.7	48.1	21.6	9.6

表 2 - 7 不同性别农村居民的身体健康状态自评结果

性别	非常好（%）	好（%）	中等（%）	差（%）
男	21.8	49.0	21.5	7.6
女	18.5	46.3	21.8	13.4

表 2 - 8 不同年龄农村居民的身体健康状态自评结果

年龄	非常好（%）	好（%）	中等（%）	差（%）
30 岁以下	27.1	60.5	11.3	1.1
31～40 岁	29.8	51.1	14.2	4.9
41～50 岁	20.7	47.2	23.3	8.8
51～60 岁	12.6	45.5	26.8	15.2
60 岁以上	2.3	25.0	43.2	29.5

各类调查结果均显示，目前我国中西部地区农村居民的健康状况仍然不容乐观，患病风险仍然较高，自然形成了对医疗卫生服务的需要，而且需要程度非常高。当然，从需要转化为真正的需求还有一个过程，在这一过程中主要受农村居民收入水平的影响，在我国中西部农村地区，农村居民患病后应该到医院就医却因为贫困原因而无法及时获得治疗的现象非常普遍，2008 年国家卫生服务调查数据显示，在农村地区两周患病而未就诊者中，有 24.9% 是因为经济原因；在应住院而未住院的患者中，71.4% 是因为经济原因。由此可见，医疗服务需要和医疗服务需求之间存在巨大差距，医疗保障制度的实施可以有效降低农村居民需要自付的医疗费用，提高农村居民看病就医的积极性，进而可以将医疗服务需要真正转化为医疗服务需求。国家卫生服务调查数据显示，2003 年我国农村地区两周患病未就诊比例高达 45.8%，2008 年下降为 37.8%，而相对应的是，1998～2003 年两周患病未就诊比例不但没有降低反而有所提高，从 33.2% 增加到 45.8%，主要原因是在 2003～2008 年这一阶段我国启动实施了新型农村合作医疗制度，这充分表明，新型农村合作医疗制度在降低两周患病未就诊比例方面发挥了巨大的作用。

第二节 中西部地区农村居民的医疗服务利用

一、农村居民的住院情况

2008 年中国卫生服务调查数据显示，农村居民的住院率为 6.8%，其中，东部地区农村居民的住院率为5.5%，中部地区农村居民的住院率为7.4%，西部地区农村居民的住院率为7.3%。不同性别、年龄、受教育程度和收入水平人群的住院率存在一定的差异，具体表现为：女性住院率高于男性；住院率在年龄上的分布呈"W"状；随着文化程度的提高，住院率呈现降低的趋势；随着收入水平的提高，住院率呈现增加的趋势。

本书农户调查数据显示，中西部地区农村居民的平均住院率为8.3%，其中，中部、西部地区农村居民的住院率分别为9.2%、7.4%，中部地区高于西部地区（见表2-9）。不同性别之间，住院率也体现出一定的差异，女性人群的住院率要高于男性人群（见表2-10）。不同年龄组人群的住院率存在一定的差异，随着年龄的增加，住院率呈现上升、下降再上升的态势，30岁及以下人群的住院率为6.2%，60岁以上人群的住院率为18.2%（见表2-11）。随着文化程度的提高，农村居民的住院率呈现降低的特点（见表2-12）。与其他收入组人群相比，最低收入组农村居民的住院率相对偏低（见表2-13）。这些分布特点与国家卫生调查的结论基本一致，这体现了我国当前农村居民在就医方面所表现出来的特征相对比较稳定，呈现出比较典型的特征。

表2-9　不同地区农村居民的住院率

地区	住院率（%）
中部	9.2
西部	7.4
总计	8.3

表2-10　中西部地区不同性别农村居民的住院率

性别	住院率（%）
男	7.0
女	10.6

表2-11　中西部地区不同年龄组农村居民的住院率

年龄	住院率（%）
30岁以下	6.2
31~40岁	9.8
41~50岁	5.1
51~60岁	9.6
60岁以上	18.2

表2-12 中西部地区不同文化程度农村居民的住院率

文化程度	住院率（%）
未受过正式教育	10.0
小学	10.8
初中	7.9
高中	7.0
大专	5.3
大学本科及以上	3.0

表2-13 中西部地区不同收入水平组农村居民的住院率

收入水平	住院率（%）
最低20%收入组	7.0
第二20%收入组	10.0
第三20%收入组	8.1
第四20%收入组	7.8
最高20%收入组	8.7

二、农村居民住院医疗机构选择

按照新型农村合作医疗相关政策文件的要求，要积极引导病人到基层医疗机构就医。各地在具体执行过程中，通过实施方案中关于医疗费用补偿的相关规定，积极贯彻落实"引导病人到基层医疗机构就医"这一要求。

从中西部地区农村居民住院医疗机构的选择情况来看，因病住院的被调查者在选择住院医疗机构时更加倾向于基层医疗机构，调查数据显示，选择乡镇卫生院和县级医疗机构的农村居民占被调查者的57.3%。中部地区选择在基层医疗机构住院的比例为60%，西部地区选择在基层医疗机构住院的比例为54%（见表2-14）。不同收入组的农村居民住院医疗选择存在一定的差异，最低收入组因病住院患者中61.3%的人选择在基层医疗机构住院，高于其他收入组；相对应，高收入组因病住院患者中选择到县以上大医院住院的比例相对较高，明显高于低收入组（见表2-15）。不同文化程度的住院患者在选择医疗机构方面存在明显差异，随着文化程度的提高，在基层医疗机构住院的比例相对降低，选择在县以上大医院住院的比例相应提高（见表2-16）。

表 2 - 14　不同地区农村居民选择住院医疗机构情况

地区	乡镇卫生院（%）	县级医院（%）	县以上大医院（%）	其他（%）
中部	21.7	38.3	31.7	8.3
西部	14.0	40.0	40.0	4.0
合计	18.2	39.1	36.4	6.4

表 2 - 15　不同收入水平农村居民选择住院医疗机构情况

收入水平	乡镇卫生院（%）	县级医院（%）	县以上大医院（%）	其他（%）
最低 20% 收入组	22.6	38.7	25.8	12.9
次低 20% 收入组	21.2	33.3	39.4	6.1
中等 20% 收入组	6.7	46.7	46.7	0
次高 20% 收入组	22.2	55.6	11.1	11.1
最高 20% 收入组	13.6	36.4	50.0	0

表 2 - 16　不同文化程度农村居民选择住院医疗机构情况

文化程度	乡镇卫生院（%）	县级医院（%）	县以上大医院（%）	其他（%）
未受过正式教育	38.5	23.1	23.1	15.4
小学	14.7	47.1	29.4	8.8
初中	14.3	37.1	48.6	0
高中及以上	17.9	39.3	35.7	7.1

　　注：本书在问卷调查中将农村居民的文化程度分为 5 类，由于此处关于大专、大学本科及以上的住院患者人数较少，所以表 2 - 16 将上述两类与高中类别进行了合并。

三、农村居民参合与就医行为

　　本书农户调查数据显示，所有当年参加新型农村合作医疗的农村居民中，有 31.1% 的农村居民表示在参加新型农村合作医疗后看病就医的积极性得到明显提高，而有 66.6% 的农村居民表示，看病就医的积极性没有发生变化。地区之间存在一定的差异，西部地区看病就医积极性提高的农户比例要比中部地区高，认为积极性没有变化的比例也明显低于中部地区（见表 2 - 17）。

　　从年龄角度来看，基本呈现出如下的特征和趋势：随着年龄的增加，认为参加新型农村合作医疗后看病就医积极性提高的比例也随之提高。例如，老年人参加新型农村合作医疗后看病就医积极性提高的比例要高于青年人，60 岁及以上的参合农村居民，参加新型农村合作医疗后看病就医积极性提高的比例为 35.2%，明显高于其他年龄组人群（见表 2 - 18）。

表 2 – 17 不同地区参合农村居民的就医积极性变化

地区	积极性提高了（%）	积极性没变化（%）	积极性下降了（%）	无法评价（%）
中部	24.3	74.7	0.8	0.2
西部	37.6	58.8	3.0	0.6
总计	31.1	66.6	2.0	0.4

表 2 – 18 不同年龄组参合农村居民的就医积极性变化

年龄	积极性提高了（%）	积极性没变化（%）	积极性下降了（%）	无法评价（%）
30 岁以下	21.6	67.6	1.7	9.1
31 ~ 40 岁	31.9	61.9	2.2	4.0
41 ~ 50 岁	27.6	62.8	2.3	7.4
51 ~ 60 岁	32.8	60.1	1.5	5.6
60 岁以上	35.2	61.4	0	3.4

长期以来，我国农村居民都面临较为严重的"看病难、看病贵"问题，导致农村居民看病就医的积极性普遍较低，"小病拖、大病扛"的问题在中西部农村地区也非常普遍，农村居民的正常医疗需求受到压抑，许多农村调查研究都证明了这一点。导致上述问题的原因是多方面的，但是农村居民的医疗保障缺失是主要原因之一，2003 年开始的新型农村合作医疗制度，其主要目的就是解决农村居民的"看病难、看病贵"问题，随着新型农村合作医疗制度的不断完善，"看病难、看病贵"问题得到一定的缓解，农村居民看病就医的积极性也发生了明显的变化。本书调查数据显示，新型农村合作医疗制度明显改变了农村居民的就医行为，过去受到抑制的正常医疗需求得到释放，使得许多农村居民的看病就医积极性得到明显提高。

第三节 中西部地区农村居民的医疗保障需求

获得医疗保障是包括农村居民在内的一切公民应该享受的一项基本权利，属于基本的人权。《世界人权宣言》中规定："人既为社会之一员，就有权享受社会保障，并有权享受人权尊严及人格自由发展所必须之经济、社会及文化各种权利之实现。"《联合国人权公约》中规定："本盟约缔约国确认人人有权享有社会保障，包括社会保险。"我国《宪法》第四十五条规定："中华人民共和国公民在年老、疾病或丧失劳动能力的情况下，有从国家和社会获得物质帮助的权利。

国家发展为公民享受这些权利所需要的社会保险、社会救济和医疗卫生事业。"然而我国农村居民在相当一段时间缺乏任何医疗保障，我国农村居民的医疗保障制度也经历过一个非常曲折的发展历程。

新中国成立之前我国形成了合作医疗的初级形式，20 世纪 50 年代，在我国河南、山西和湖北等省份的农村地区逐渐建立起合作医疗制度并开始得到发展；20 世纪 70 年代合作医疗在我国大部分农村地区得到推广，成为当时我国农村居民非常重要的医疗保障制度，受到广泛的欢迎；进入 20 世纪 80 年代，随着农村生产经营体制的变革，合作医疗赖以生存的制度基础不复存在，导致合作医疗开始衰落。统计数据显示，合作医疗覆盖率由 1980 年的 68.8% 骤降到 1983 年的 20% 以下，据 1985 年的统计调查显示，全国实行合作医疗的行政村由过去的 90% 降到了 5%，1989 年进一步降至 4.8%（王禄生等，1996）。20 世纪 90 年代政府曾几次试图恢复重建合作医疗，但效果并不理想，1997 年全国居民参加合作医疗的比例仅为 9.6%（邓燕云，2007）。

20 世纪 90 年代的农村居民除了少部分参加合作医疗外，大部分没有任何医疗保障。1998 年国家卫生服务调查数据显示，被调查的农村居民中仅有 6.50% 参加了合作医疗（见表 2 – 19），有 87.44% 没有医疗保障，这些人看病就医完全需要自费，导致看病贵问题在广大农村地区非常突出，成为影响农村居民生活的一个非常重要的问题。2003 年农村居民的社会医疗保险覆盖率仍然相对较低，国家卫生服务调查数据显示，被调查的农村居民中仅为 12.7% 拥有医疗保障，有 87.3% 无任何社会医保，看病贵问题依然非常突出[①]。

2003 年以来，随着新型农村合作医疗制度的实施，我国农村居民的医疗保障覆盖率明显提高，2008 年中国卫生服务调查数据显示，农村居民的社会医疗保险覆盖率达到 92.5%（见表 2 – 20），其中，89.7% 的被调查者参加了新型农村合作医疗，成为农村居民的主要选择，有 2.9% 的被调查者参加了其他各种社会医疗保险。

表 2 – 19　1998 年我国农村居民医疗保障制度构成

医保类型	合计（%）	一类农村（%）	二类农村（%）	三类农村（%）	四类农村（%）
公费医疗	1.16	1.07	0.76	1.98	0.26
劳保医疗	0.51	1.40	0.54	0.15	0.03

---

① 虽然新型农村合作医疗从 2003 年开始试点，但是各地区试点工作多是在 2003 年下半年启动的，在开展中国卫生服务调查时有些地区还没有开展试点工作，所以新型农村合作医疗参合率较低。

续表

医保类型	合计（%）	一类农村（%）	二类农村（%）	三类农村（%）	四类农村（%）
半劳保医疗	0.20	0.64	0.10	0.07	0.05
医疗保险	1.41	2.39	1.63	1.16	0.12
统筹医疗	0.05	0.15	0.03	0.01	0.00
合作医疗	6.50	22.21	3.24	1.62	1.83
自费医疗	87.44	71.79	93.17	94.77	81.49
其他形式	2.73	0.34	0.52	0.23	16.22

资料来源：1998 年中国卫生服务调查研究。

表 2 - 20　2003 ~ 2008 年我国农村居民参加医疗保险情况

医保类型	2008 年（%）	2003 年（%）
城镇职工医保	1.5	1.5
公费医疗	0.3	0.2
城镇居民医保	0.7	—
新型农村合作医疗	89.7	—
合作医疗	—	9.5
其他社会医保	0.4	1.4
无社会医保	7.5	87.3

资料来源：2008 年中国卫生服务调查研究。

　　本书农户调查数据显示，中西部样本地区95.4%的农村居民都得到医疗保障的覆盖，有4.6%的农村居民没有任何医疗保障。在农村居民参加的各类医疗保障中，参加新型农村合作医疗的比重最大，参加其他医疗保障的比例相对较低，主要涉及商业医疗保险、城镇职工医疗保险、城镇居民基本医疗保险、打工城市建立的针对农村居民的特定医疗保险等。

　　本书农户调查数据显示，从农村居民对医疗保障的需求来看，中西部地区农村居民表现出强烈的医疗保障需求，主要的需求类型是新型农村合作医疗，调查数据显示，有93.4%的农村居民表示最需要新型农村合作医疗，对其他医疗保障制度的需求相对较弱。

第三章　中西部地区农村居民参加新型农村合作医疗现状

农村居民作为新型农村合作医疗制度的需求主体和受益主体，对新型农村合作医疗制度本身的发展和运行具有非常直接的影响，以自愿参加为主要特征的新型农村合作医疗制度实现可持续发展的主要条件是农村居民具有较高的参合积极性，并且能保持较高的持续参合率。许多研究表明，农村居民的参合积极性对新型农村合作医疗制度的可持续发展是至关重要的。邓大松等（2004）指出，农村居民对制度赞成并缴费入保是合作医疗运行的第一步，也是整个制度建立与运行的基础和前提，传统合作医疗的成功正是因为它起源于农村居民自发的医疗互助组织，反映了农村居民的根本愿望，而重建合作医疗乏力的关键，是因为在一定程度上合作医疗已经丧失了农村居民的拥护。原卫生部1997年对2960户农村居民的调查表明，有近1/3的农村居民不愿意参加合作医疗。这也正是当时重建合作医疗没有取得成功的主要原因，充分表明，农村居民的支持与参与对合作医疗的发展非常重要。现阶段，所有建立在非完全自愿参合基础上的各种政策和措施都不能保证新型农村合作医疗制度的可持续发展，例如，乡村干部长时间的广泛动员、参合费从各种补贴中扣缴、基层政府和村委会垫付农村居民的参合费等，如果长期这样发展下去，对农村居民来说，新型农村合作医疗制度的吸引力必将逐渐下降，导致新型农村合作医疗制度的可持续发展受到影响。

农村居民对新型农村合作医疗制度发展的影响主要表现在以下几个方面：农村居民的实际参合行为直接影响新型农村合作医疗制度当前的运行和发展；农村居民的参合意愿决定了新型农村合作医疗制度的未来发展；农村居民的持续参合行为和意愿决定了新型农村合作医疗制度的可持续发展水平。

然而，现实中，影响农村居民参合行为和参合意愿的因素是多方面的，其中，制度本身的吸引力是比较关键的。农村居民对新型农村合作医疗制度的相关评价充分反映了该制度对农村居民的吸引程度，在不改变自愿参合基本原则的前提下，如何完善制度设计，提高制度的吸引力是实现新型农村合作医疗制度可持续发展的关键。

第一节　中西部地区农村居民参加新型农村合作医疗的现状

许多调查研究都显示，目前我国新型农村合作医疗的参合率已经达到较高水平，超过90%，无论是建立在原卫生部开展的全面调查基础上的全国参合率、省（自治区、直辖市）参合率、县（市、区）参合率，还是依据各类抽样调查研究计算的样本地区或样本人群的参合率，都已充分说明这一点。但是，不同地区之间、不同人群之间的具体参合率却存在明显差异。下面从各个层面对我国中西部地区农村居民的参合现状进行分析。

一、中西部地区总体参合率逐年提高，已经处于较高水平

根据原卫生部的全面调查统计数据，从全国总体来看，2003 年开始试点以来，我国参合人数不断增加，参合率不断提高，2004 年有 333 个县（市、区）开展新型农村合作医疗试点，参合人数为 0.80 亿人，参合率为 75.2%，不足80%；2006 年参合人数已经达到 4.10 亿人，参合率达到 80.7%；2008 年参合率开始超过 90%，2009 年参合人数达 8.33 亿人，参合率为 94.2%。2010 年全国2678 个县（市、区）开展了新型农村合作医疗工作，参合农村居民 8.36 亿人，新型农村合作医疗参合率进一步提高到 96.0%；2013 年全国 2489 个县（市、区）开展了新型农村合作医疗工作，参合农村居民 8.02 亿人，新型农村合作医疗参合率进一步提高到 99.0%（见表 3 – 1）。

表 3 – 1　2004 ~ 2013 年我国新型农村合作医疗发展情况

年份	开展新型农村合作医疗县（市、区）数（个）	参加新型农村合作医疗人数（亿人）	参合率（%）
2004	333	0.80	75.2
2005	678	1.79	75.7
2006	1451	4.10	80.7
2007	2451	7.26	86.2
2008	2729	8.15	91.5
2009	2716	8.33	94.2
2010	2678	8.36	96.0
2011	2637	8.32	97.5
2012	2566	8.05	98.3
2013	2489	8.02	99.0

资料来源：《中国统计年鉴》（历年）。

随着全国新型农村合作医疗工作的积极推进，中西部地区的新型农村合作医疗工作在相关政策指导下也在不断发展。根据原卫生部的全面调查统计数据，2006年中西部地区有891个试点县（市、区）开展了新型农村合作医疗，占中西部总县（市、区）数的41.15%，覆盖农业人口2.96亿人，占中西部农业人口的46.02%[①]。西部地区新型农村合作医疗制度试点以来发展快速，2004年试点县数为146个，以后逐年增加，2008年达到1053个，参合人数从2004年的0.18亿人增加到2008年的2.52亿人，人口参合率从2004年的75.58%增加到2008年的90.55%，2009年进一步提高到93.06%。2010年上半年，西部地区有农业人口的县（市、区）均已建立新型农村合作医疗制度，实际参加新型农村合作医疗农业人口达2.64亿人，参合率也已经达到94%，2011年西部地区人口参合率已经达到96.79%，超过95%。中部地区的新型农村合作医疗发展也相对较快，2004年人口参合率为74.90%，2006年提高到80.25%，2009年进一步提高到92.86%，2010年开始超过95%，2011年达到97.19%（见表3-2）。从总体来看，中西部地区的参合率逐年提高，已经达到较高水平，中部地区的参合率前几年略低于西部地区，近几年呈现略高于西部地区的特点和趋势。

表3-2　中西部地区新型农村合作医疗参合情况

年份	西部		中部	
	户参合率（%）	人口参合率（%）	户参合率（%）	人口参合率（%）
2004	73.88	75.58	75.80	74.90
2005	72.82	69.98	74.29	71.53
2006	78.57	78.61	80.19	80.25
2007	80.22	84.96	84.04	84.54
2008	87.32	90.55	87.07	89.49
2009	89.13	93.06	88.59	92.86
2010	90.14	94.73	93.78	96.03
2011	—	96.79	—	97.19

资料来源：《新型农村合作医疗信息统计手册》。

二、中西部样本地区农村居民参合率逐年提高，已经处于较高水平

根据原卫生部的全面调查统计数据，近年来，中西部地区农村居民参合率逐

---

① 左延莉. 新型农村合作医疗的实证分析和过程评价［D］. 复旦大学博士学位论文，2007.

年提高,已经处于相对较高的水平。2010 年所有样本省份的参合率均已超过 92%,2013 年均已超过 94%,有的省份已经超过 99%。具体来讲,2009 年湖南 122 个县(市、区)的新型农村合作医疗参合率达到 91.20%,参合农村居民 4618 万人,2010 年参加新型农村合作医疗的农村居民人数达到 4862.70 万人, 参合率达到 95.3%,比 2009 年提高 4.1 个百分点,2013 年比 2010 年提高 3.68 个百分点;山西 2010 年全省共有 115 个县(市、区)开展了新型农村合作医疗, 2164.60 万农村居民参加了新型农村合作医疗,参合率达到 93%,较 2009 年 91.43% 的参合率提高 1.57 个百分点,2013 年较 2010 年提高 6.8 个百分点;甘 肃 2010 年参加新型农村合作医疗的农村居民人数为 1910.32 万人,参合率为 95.9%,2013 年较 2010 年提高 1.63 个百分点;内蒙古 2010 年开展新型农村合 作医疗试点的旗县达到 98 个,覆盖农村牧区人口 1309.37 万人,其中,实际参 加新型农村合作医疗的农牧民 1214.63 万人,参合率为 92.8%,2013 年较 2010 年提高 4.2 个百分点;黑龙江 2010 年新型农村合作医疗覆盖农村人口 1511 万 人,实际参加新型农村合作医疗的农村居民人数为 1410.5 万人,参合率达 98.8%,2013 年较 2010 年提高 0.71 个百分点;贵州 2010 年新型农村合作医疗 参合农村居民 3029.17 万人,参合率达 96.3%,比 2009 年 94.1% 的参合率提高 2.2 个百分点,2013 年较 2010 年提高 2.42 个百分点;重庆市 2010 年参合农村居 民达 2179.2 万人,农村居民参合率达到 92.6%,2013 年城乡居民整体参保率达 到 94.00% (见表 3-3)。

表 3-3 中西部样本省份农村居民参合情况

省(市、自治区)	2010 年		2013 年	
	参合人数(万人)	参合率(%)	参保人数(万人)	参合率(%)
湖 南	4862.70	95.3	4729.00	98.98
山 西	2164.60	93.0	2202.0	99.80
甘 肃	1910.32	95.9	1930.34	97.53
内蒙古	1214.63	92.8	1261.50	97.00
黑龙江	1410.50	98.8	1521.00	99.51
贵 州	3029.17	96.3	3214.00	98.72
重 庆	2179.20	92.6	2695.26	94.00
全 国	—	96.0	—	97.93

注:重庆已经实现城乡居民基本医疗保险制度整合,数据指城乡居民的参保率。

资料来源:各省国民经济和社会发展统计公报及地方政府相关网站和工作总结。

根据样本县的全面调查统计数据，目前各样本县的参合率都已处于相对较高的水平，2009年全部样本县的参合率均已超过90%，有些样本县的参合率还要高于省级平均水平和全国平均水平。例如，友谊县2009年的参合率达到98.40%。各样本县农村居民参加新型农村合作医疗的具体情况如下（见表3－4）：

　　（1）甘谷县。甘谷县2007年开始试点新型农村合作医疗，2007年47.8万人参加了新型农村合作医疗，参合率达85.7%。2008年，参合人数达50.8万人，参合率达90.4%。2009年有52.1万人参加新型农村合作医疗，参合率达93%。2010年参合率进一步提高到95%。

　　（2）武山县。武山县2004年被甘肃省确定为全省新型农村合作医疗9个试点县之一，2005年真正开始运行新型农村合作医疗制度，当年参合人口32.83万人，参合率为85.72%。2007年新型农村合作医疗参合人数34.9万人，参合率达90.6%。2008年参合人口达到37万人，参合率达到95.63%。2009年参合人数为37.28万人，参合率进一步提高到95.89%，2011年参合率达到96%。

　　（3）赤水市。赤水市新型农村合作医疗试点工作于2003年启动，是全国第一批新型农村合作医疗试点县，2003年参合农村居民14.34万人，参合率为64.5%，随着试点工作的不断推进，农村居民参合积极性不断提高，2007年参合农村居民达到21.46万人，参合率达到95.75%，2009年21.87万人参加新型农村合作医疗，参合率为96.38%，2013年参合率达到98.6%。

　　（4）四子王旗。四子王旗从2007年开始启动新型农村合作医疗试点工作，2009年，新型农村合作医疗参合农牧民总数达到14.38万人，参合率为95.77%。2010年新型农村合作医疗参合农牧民总数达到14.59万人，参合率为97.07%，2015年参合率达到98%。

　　（5）宜章县。宜章县于2007年启动新型农村合作医疗试点工作，2007年参合农村居民36.80万人，参合率为90.04%。2009年参合农村居民达到41.80万人，参合率92.40%。2010年，参合农村居民进一步增加到46.27万人，参合率达99.01%，2016年参合农村居民50.51万人，参合率达99.9%。

　　（6）望城县。2006年望城县首次启动新型农村合作医疗，2006年底参合农村居民达47.73万人，参合率78%。2007年底参合农村居民达54.54万人，参合率88.1%。2008年进一步推进新型农村合作医疗制度，参合农村居民总人数达57.06万人，参合率93.58%。2009年参合人数为40.43万人，参合率进一步提高到96.07%。2014年参加城乡居民基本医疗保险人数达48.13万人，参合率达98.6%。

　　（7）柳林县。2006年柳林县首次启动新型农村合作医疗，2006年农村居民参合人数为23.64万人，参合率达93.55%。2007年参合人数达到23.76万人，参合率为93.5%。2009年参合人数达到23.36万人，参合率为90.01%。2010年参合农村居民达到24.05万人，参合率为92.3%。2014年参合率达99.98%。

（8）中阳县。中阳县2007年首次启动新型农村合作医疗试点工作，2007年参合率达到89%。2009年新型农村合作医疗参合人数达8.56万人，参合率达到90.71%。2010年全县参合人数8.77万人，参合率达92%，2014年农村居民参合率达99.71%。

（9）友谊县。友谊县从2007年开始启动新型农村合作医疗，2007年的参合率为83%。2008年参合率上升到95.5%。2009年友谊县对新型农村合作医疗政策进行了调整，扩大了参合人群范围，除持有农业户口的人群可以参合外，非农业户口但未参加职工医疗保险或城镇居民基本医疗保险的乡镇居民及流动人口也纳入了新型农村合作医疗医保范围，就农业人口而言，参合率进一步提高到98.40%。

（10）荣昌县。荣昌县从2005年开始启动新型农村合作医疗，2005年参合人数为25.9万人，参合率39.74%。2006年参合人数达到40.18万人，参合率提高到61.59%。2007年参合人数达到51.87万人，参合率提高到78.98%。2008年参合人数达到56.07万人，参合率提高到85.57%。2009年参合人数60.52万人，参合率进一步提高到93.35%（黄昌顺，2010）。2012年全县72.02万名城乡居民参加了城乡居民合作医疗保险，参保率达到95.65%。

表3-4 2009年各样本县农村居民参加新型农村合作医疗情况

样本县	参合人数（万人）	参合率（%）
甘谷县	52.1	93.00
武山县	37.28	95.89
赤水市	21.87	96.38
四子王旗	14.38	95.77
望城县	40.43	96.07
宜章县	41.80	92.40
柳林县	23.36	90.01
中阳县	8.56	90.71
友谊县	2.79	98.40
荣昌县	60.52	93.35

三、中西部样本地区不同人群参合率存在一定差异

根据本书对样本地区农户的抽样调查数据，2010年中西部样本地区农村居

民的户参合率为93.2%，其中西部地区的农户参合率为93.8%，高于中部地区
92.6%的参合率（见表3-5）。不同收入水平的农户参合率是有差异的，低收入
组的参合率要高于高收入组，例如，最低收入组的户参合率为93.8%，高于最高
收入组91.9%的户参合率（见表3-6），这与国家卫生服务调查组2008年的调
查结论一致。

表3-5 2010年不同地区农村居民的户参合率

地区	参合率（%）
中部	92.6
西部	93.8
平均	93.2

表3-6 2010年样本县不同收入农村居民的户参合率

收入水平	参合率（%）
最低20%收入组	93.8
次低20%收入组	92.6
中等20%收入组	93.4
次高20%收入组	94.4
最高20%收入组	91.9

从人口参合的角度衡量，2010年农村居民人口参合率为92.1%。地区之间
存在一定的差异，西部地区农村居民的参合率高于中部地区（见表3-7）；不同
性别之间存在一定的差异，女性参合率高于男性（见表3-8）；低收入组的人口
参合率大于高收入组（见表3-9）。

表3-7 2010年不同地区农村居民的参合率

地区	参合率（%）
中部	91.8
西部	92.4
合计	92.1

注：该参合率是人口参合率。

表3-8 2010年样本县不同性别农村居民的参合率

性别	参合率（%）
男	91.5
女	93.2

注：该参合率是人口参合率。

表3-9 2010年样本县不同收入水平农村居民的参合率

收入水平	参合率（%）
最低20%收入组	94.1
次低20%收入组	90.7
中等20%收入组	90.4
次高20%收入组	91.1
最高20%收入组	91.9

注：该参合率是人口参合率。

由前文的分析可知，无论是全面调查统计得到的中西部地区农村居民的参合率，还是抽样调查得到的中西部样本地区农村居民的参合率，都明确显示，2009年以来，中西部地区农村居民的参合率均已超过90%，一些地区的参合率已经超过95%。这充分表明，现阶段中西部地区农村居民的参合率已经达到一个相对较高的水平，而且还显示出继续提高的基本趋势。较高的参合率为新型农村合作医疗制度的可持续发展奠定了非常坚实的需求基础。

进一步调查样本农户参加新型农村合作医疗的原因后发现，"认为参合后看病就医可以获得报销，并在一定程度上减轻家庭的经济负担"即"看病可以获得报销"是中西部地区农户参加新型农村合作医疗的主要原因，这体现了新型农村合作医疗制度本身对农户的吸引力，选择这一原因的农户占到了所有参合农户的76.7%，但是相对于90%以上的实际参合率，该比例相对偏低。除此之外，还有一些农户虽然参加了新型农村合作医疗，但是却表现出参合动机偏离、主动性不够、自愿性偏低等问题，这些参合农户共同的特点是，参合时所考虑的因素并不是新型农村合作医疗制度本身的吸引力或新型农村合作医疗制度所能带来的效果和作用，而考虑更多的是新型农村合作医疗制度之外的因素，例如，有些农户是随大流而参合，占到了参合农户的9.2%；有些是受到乡村干部反复动员的影响而参合，占到了参合农户的7.2%；有些农户觉得参合费不高，没有压力，自然而然就参加了，占到了参合农户的3.3%；还有一些农户是由于基层政府或村委会直接替农户缴纳了参合费，变成了免费参合，这部分农户占到了参合农户的3.2%（见表3-10）。由此可以看出，当前较高的参合率并不能完全反映新型农村合作医疗制度本身对农村居民的吸引力，也不能真实反映农村居民自愿参加新型农村合作医疗的意愿，如果以此来衡量的话，建立在新型农村合作医疗制度本身吸引力基础上的自愿参合率要低于目前的实际参合率。许多调查研究也证明了这一点，如刘爱敏和韩颖等（2004）、林晨（2007）对农村居民参加新型农村合作医疗意愿的调查发现，以户为单位被调查家庭的参与率仅为56.9%，而且其中45.4%是被动员参加的。

表 3 – 10　2010 年样本地区农户参合原因

项目	比例（%）
看病可以获得报销	76.7
乡村多次动员参加，或强制要求参加	7.2
随大流	9.2
政府替交了部分或全部参合费	1.7
村里替交了全部或部分参合费	1.5
参合费不高，参加也无妨	3.3
其他	0.4

　　现实中，新型农村合作医疗通过自愿性中带强制性的手段可以保证足够高的参合率，但是却不能保证参合率长期保持高水平，而且可能还会因为较高的工作成本或其他原因而出现参合率的突然滑坡，给新型农村合作医疗制度的可持续发展带来不利影响。调查发现，许多地方都存在强制性的筹资现象，因为按照完全自愿的原则，无法达到理想的参合率；而达不到理想的参合率，补偿标准就难以确定，基金的运行就存在太多的不确定性，影响新型农村合作医疗制度的正常发展，因此，各地在实践工作中，出现"带有一定强制性的参合"这种现象也就在所难免。实际上，2003 年新型农村合作医疗试点以来，各级政府都把提高农村居民参合率作为重点工作加以推进，每年都会出台文件专门进行部署，开展广泛的宣传动员工作，目的是保证参合率达到一个较高的水平。2004 年出台的《国务院办公厅转发关于进一步做好新型农村合作医疗试点工作指导意见的通知》明确提出，深入细致地做好对农村居民的宣传和引导工作，要深入了解和分析农村居民对新型农村合作医疗存在的疑虑和意见，有针对性地通过典型事例进行具体、形象、生动的宣传。许多地方政府在相应的新型农村合作医疗实施方案中都提出了明确的参合率目标，并积极采取措施进行落实，以不断提高和巩固农村居民的参合率。而且许多地方还提出了参合率的具体目标，并将这一目标分解下达到各个乡镇，以行政命令的形式要求基层完成参合目标任务。例如，望城县《新型农村合作医疗实施办法》提出，2006 年农村居民参合率要达 70% 以上，2008 年农村居民参合率达 85% 以上，2010 年农村居民参合率达 90% 以上；2008 年 10 月 7 日，荣昌县古昌镇为了完成 2009 年的参合任务，根据荣昌县下达的目标任务，与全镇 5 个村都签订了目标责任书，要求农业人口参合率达到 92%，并且明确了奖惩措施，对完成任务的村将给予 0.5 元/人的工作经费，对超任务完成的部分给予 2 元/人的工作经费；沂源县《张家坡镇关于新型农村合作医疗筹资实施方案》提出，2011 年各村新型农村合作医疗参合率必须达 95% 以上（各村应参合人数以人口普查统计数据为准）；蚌埠市《2011 年度淮上区新型农村合作医疗筹资实施方案》提出，各乡镇 2011 年参合率要确保不

低于2010年度参合率，力争2011年全区农村居民参合率达98%以上。甘谷县也提出了保证达到一定目标参合率的具体办法。

甘谷县积极采取措施提高农村居民参合率

甘谷县在2009年新型农村合作医疗实施方案中明确提出，以动员宣传为切入点，突出两个重点，做好三项服务。

（1）广泛开展宣传动员。紧紧围绕《中共中央、国务院关于进一步加强农村卫生工作的决定》（中发〔2002〕13号）和国务院办公厅转发卫生部、财政部、农业部《关于建立新型农村合作医疗制度的意见》以及省、市关于开展新型农村合作医疗工作的精神，采取阵地宣传、入户宣传、上街宣传、制作标语、举办广播电视专题讲座、印发宣传品以及合作医疗简报等各种行之有效的方式，开展声势浩大的宣传动员活动，把新型农村合作医疗的意义讲透、政策讲准、内容讲清、重要性讲足，让农村居民真正了解参加新型农村合作医疗是为了保障自己的健康，是为了抵御大病风险，明白新型农村合作医疗制度给自己带来的实惠，激发广大农村居民参加合作医疗的积极性和主动性。要充分发挥公示制度的宣传与监督双重作用。县乡级定点医疗机构要在本单位的醒目位置将本机构医疗服务收费项目、收费标准、新型农村合作医疗基本用药目录、参合人员就诊流程、报销规定及不予报销项目等内容进行公示，特别是要及时公示参合农村居民住院补偿情况。县乡村三级新型农村合作医疗经办机构要制作固定的宣传栏，对新型农村合作医疗相关政策进行宣传，对辖区内参合农村居民住院补偿情况（主要包括参合农村居民姓名、家庭人口数、医药总费用、报销费用、自负费用、补偿比、就诊医院等）每月进行一次公示。

（2）突出两个重点。一是稳步提高参合率，逐步建立起覆盖全县农村居民的新型农村合作医疗制度。二是在坚持"村可漏户，户不漏人"的前提下，动员具有甘谷县农业户口的农村居民，以户为单位，及时足额缴纳参合资金，提高基金收缴率，确保新型合作医疗持续健康有效运行。

（3）搞好三项服务。一是各乡镇、有关部门单位要与新型农村合作医疗经办机构积极配合，通力协作，积极主动地做好农村居民参合登记，证件发放，资金划转等管理等工作。二是各定点医疗机构要以病人为中心，提高服务的质量和效率，控制医药费用不合理增长，为参合患者提供价廉、质优的医疗卫生服务。三是定点金融机构要及时拨付、兑现参合患者的补助资金，保证基金安全，为参合群众提供良好的金融服务。

第二节 中西部地区参合农村居民受益情况

保证农村居民合理受益是以自愿参合为基本原则的新型农村合作医疗制度必须考虑的问题，这也是提高农村居民参合率的重要保证，而农村居民受益主要包括受益面和受益程度两个方面，因此，扩大受益面和提高受益程度也就成为各地完善新型农村合作医疗制度的一个重要考虑。

近年来，国家制定的一系列政策文件都将扩大受益面和提高受益程度作为重点内容进行了明确规定。2004 年出台的《国务院办公厅关于做好 2004 年下半年新型农村合作医疗试点工作的通知》明确提出，各试点地区要按照以解决农村居民大额医疗费用负担为主、兼顾受益面的原则，调整补偿方案，要注意在保证基金适度结余的基础上，适当提高参合农村居民的受益程度。上述文件对受益面和受益程度都提出相关要求，对完善新型农村合作医疗制度的重点内容进行考虑。从 2006 年开始，政府不断加大对新型农村合作医疗的支持力度，财政补助水平不断提高，基金规模不断扩大，相应的补偿方案也需要不断调整，其中受益面和受益程度依然是关注的重点。相关文件对此都提出明确要求，例如，2007 年原卫生部、财政部发布的《关于完善新型农村合作医疗统筹补偿方案的指导意见》、2008 年原卫生部、财政部发布的《关于做好 2008 年新型农村合作医疗工作的通知》都对提高受益水平和扩大受益面提出明确要求。2009 年原卫生部办公厅发布的《关于做好 2009 年下半年新型农村合作医疗工作的通知》对提高受益水平提出明确要求。2009 年原卫生部等 5 部委发布的《关于巩固和发展新型农村合作医疗制度的意见》进一步提出，要调整新型农村合作医疗补偿方案，使农村居民群众更多受益，结合筹资标准的提高，适当扩大受益面和提高保障水平。

在国家一系列政策文件的要求和指导下，各县（市、区）积极按照要求对补偿方案进行了调整，有些地方甚至在一年内进行多次调整。在实际操作中，许多因素都会影响补偿方案的执行效果，需要及时进行调整，包括筹资水平的改变、农村居民就医行为的改变、医药费用的变化、上年基金使用情况等，从全国的执行情况来看，各地每次对补偿方案的调整都将扩大受益面和提高受益程度作为调整方案坚持的基本原则和主要目的。随着一系列政策措施的出台和落实，农村居民的受益面和受益程度不断提高。

一、农村居民新型农村合作医疗受益面不断扩大

近年来，从全国实际运行情况来看，随着筹资水平的不断提高，新型农村合作医疗制度的不断完善，参合农村居民的受益面在不断扩大。2005年全国新型农村合作医疗补偿受益人次为1.22亿，2006年扩大到2.72亿人次，到2009年进一步扩大到7.59亿人次，到2014年进一步扩大到16.52亿人次。受益面也从2005年的68.2%提高到2009年的91.1%，从2010年开始，受益率超过100%，表明参合农村居民平均每年受益超过1次，以后受益面逐年提高，从2012年开始受益面超过200%（见表3–11），表明参合农村居民平均每年受益超过2次。

表3–11　全国新型农村合作医疗补偿受益情况

年份	参加新型农村合作医疗人数（亿人）	人均筹资（元）	补偿受益人次（亿人次）	受益面（%）
2005	1.79	42.09	1.22	68.16
2006	4.10	52.10	2.72	66.34
2007	7.26	58.95	4.53	62.40
2008	8.15	96.30	5.85	71.78
2009	8.33	113.40	7.59	91.12
2010	8.36	156.60	10.87	130.02
2011	8.32	246.21	13.15	158.05
2012	8.05	308.50	17.45	216.77
2013	8.02	370.59	19.42	242.14
2014	7.36	410.89	16.52	224.46

注：①新型农村合作医疗补偿支出受益人次指年内新型农村合作医疗参合人员因病就医获得补偿的人次数，包括住院、家庭账户形式、门诊、特殊病种大额门诊、住院正常分娩、体检和其他补偿人次之和。②受益面是作者计算。

资料来源：《中国统计年鉴》（历年）。

中西部地区的数据显示，近年来，参合农村居民的受益面在不断扩大。其中，中部地区农村居民2006年新型农村合作医疗受益面为49.89%，2007年出现下降，2008年开始上升，2009年进一步提高到58.19%，2010年开始超过100%，2011年超过140%；西部地区农村居民2006年新型农村合作医疗受益面为64.25%，2007年略有下降，从2008年开始受益面出现上升趋势，2009年进一步提高到90.12%，2010年超过100%，2011年超过140%（见图3–1）。

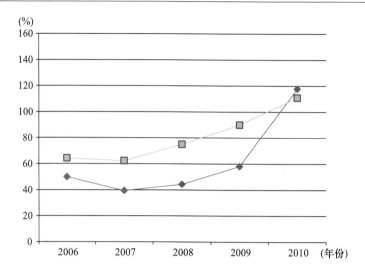

图3-1　2006~2010年中西部地区农村居民新型农村合作医疗受益面

注：受益面为作者根据《新型农村合作医疗信息统计手册》计算（以人为单位）。

农户样本调查数据显示，2008年所有参加新型农村合作医疗的农村居民家庭中，31.8%的家庭得到过新型农村合作医疗的报销。2009年，所有参加新型农村合作医疗的农村居民家庭中，45.4%的家庭得到过新型农村合作医疗的报销（见表3-12），受益面逐年扩大，这也表明通过制度的不断完善，该项制度的政策效果正在不断扩大。

表3-12　样本地区参合农村居民新型农村合作医疗受益面

年份	受益面（%）
2008	31.8
2009	45.4

注：本部分的新型农村合作医疗受益面是按"户"计算的。

二、不同地区农村居民的新型农村合作医疗受益面和受益结构存在明显差异

中西部之间的新型农村合作医疗受益面存在明显的差异，西部地区的受益面明显高于中部地区，2007年西部地区受益面高于中部地区23个百分点，2008年高于31个百分点，2009年高于32个百分点，从2010年开始中西部地区新型农村合作医疗受益面差距进一步缩小。

数据显示，各样本省份的农村居民新型农村合作医疗受益面也存在明显差

异，2014 年新型农村合作医疗受益面较低的是内蒙古和甘肃，不足 80%，新型农村合作医疗受益面较高的是黑龙江、贵州和山西，均超过 180%（见图 3 - 2）。

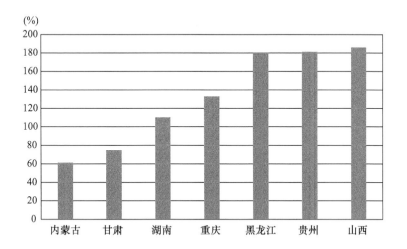

图 3 - 2 2014 年样本省份新型农村合作医疗受益面分布情况

资料来源：《中国统计年鉴》（2015）。

　　农村居民从新型农村合作医疗中受益主要是指从住院补偿、门诊补偿、住院正常分娩补偿、特殊病种大额门诊补偿、体检补偿等项目中受益，不同项目类别的受益人次结构分布在地区之间存在明显差异。数据显示，2005～2009 年，中部地区的住院补偿人次所占比重高于西部地区，中部地区门诊补偿人次所占比重低于西部地区，中部地区体检人次所占比重高于西部地区。例如，2008 年中部地区总受益人次中，住院补偿受益人次所占比重为 14.03%，明显高于西部地区 9.47% 的比例，中部地区门诊补偿受益人次所占比重为 71.95%，明显低于西部地区 81.82% 的比例，中部地区体检人次所占比重为 9.84%，明显高于西部地区 6.35% 的比例（见表 3 - 13）。许多西部地区农村居民体检意识还比较滞后，即使获得新型农村合作医疗的体检资格，也很少去体检。根据 2010 年对云南省大理州南涧县公郎镇的农户调查显示，大部分家庭都没有参加体检，具体原因，有的农村居民说，他们根本不知道，也有的农村居民说，通知到了，只是他们没去。

表3－13　参合农村居民新型农村合作医疗受益结构分布

		住院补偿人次占比（%）	门诊补偿人次占比（%）	体检人次占比（%）
2005 年	中部	6.49	70.02	23.49
	西部	4.66	81.56	13.78
2006 年	中部	7.98	67.85	21.91
	西部	6.72	76.29	13.16
2007 年	中部	12.03	72.50	13.13
	西部	8.55	78.56	11.26
2008 年	中部	14.03	71.95	9.84
	西部	9.47	81.82	6.35
2009 年	中部	12.28	82.78	1.74
	西部	9.66	86.32	1.54
2010 年	中部	6.50	90.69	0.86
	西部	8.17	88.57	1.11
2011 年	中部	5.74	89.61	1.40
	西部	6.55	84.83	1.25

资料来源：《新型农村合作医疗信息统计手册》。

三、不同收入组农村居民新型农村合作医疗受益面存在明显差异

样本调查数据显示，不同收入组农村居民新型农村合作医疗受益面存在明显差异，高收入组的新型农村合作医疗受益面明显高于其他收入组，最高收入组的受益面为49.1%，高于最低收入组44.9%的水平，也高于其他各收入组的水平。第四20%收入组的受益面为48.2%，也明显高于最低收入组，也高于其他第二、第三20%收入组（见表3－14）。

表3－14　2009 年样本地区不同收入参合农村居民受益面

收入	受益面（%）
最低20%收入组	44.9
第二20%收入组	45.0
第三20%收入组	41.3
第四20%收入组	48.2
最高20%收入组	49.1

注：本部分的新型农村合作医疗受益面是按"户"计算的。

四、不同家庭规模农村居民新型农村合作医疗受益面存在明显差异

样本数据显示，不同家庭规模的新型农村合作医疗受益面存在差异，随着家庭规模的扩大，农户的新型农村合作医疗受益面也在不断扩大。例如，2009 年 3 口人及以下家庭的新型农村合作医疗受益面为 43.7%，而 6 口人及以上家庭的新型农村合作医疗受益面为 51.5%（见表 3 – 15）。

表 3 – 15　2009 年样本地区不同家庭规模参合农村居民受益面

家庭规模	受益面（%）
3 口人及以下	43.7
4 ~ 5 口人	45.1
6 口人及以上	51.5

注：本部分的新型农村合作医疗受益面是按"户"计算的。

五、新型农村合作医疗受益程度不断提高

随着中央及地方各级财政投入的增加，参合农村居民的新型农村合作医疗受益程度不断提高。数据显示，中西部地区的次均住院补偿额和次均门诊补偿额逐年提高。中部地区次均住院补偿额 2005 年为 520.78 元；2006 年提高到 646.47 元；2008 年超过 1000 元，达到 1064.59 元；2009 年达到 1194.48 元；2011 年达到 1864 元。中部地区次均门诊补偿额从 2005 年的 11.63 元提高到 2009 年的 20.91 元，进一步提高到 2011 年的 18.25 元。西部地区次均住院补偿额 2005 年为 497.06 元，2007 年提高到 578.42 元，2009 年提高到 953.62 元，2011 年进一步提高到 1554 元。西部地区次均门诊补偿额从 2005 年的 13.12 元提高到 2009 年的 17.74 元，2011 年达到 23.82 元（见表 3 – 16）。2002 ~ 2012 年，参合农村居民实际住院补偿水平已由 20% 左右提高到 50% 左右，统筹区域内住院费用实际补偿比从 2004 年的 26% 增加到 2011 年的 60% 左右（陈竺、张茅，2013）。

表 3 – 16　2005 ~ 2011 年中西部地区新型农村合作医疗次均补偿额

年　份	中部		西部	
	次均住院补偿额（元）	次均门诊补偿额（元）	次均住院补偿额（元）	次均门诊补偿额（元）
2005	520.78	11.63	497.06	13.12
2006	646.47	14.30	518.99	12.15
2007	724.09	16.43	578.42	12.50

年 份	中部		西部	
	次均住院补偿额（元）	次均门诊补偿额（元）	次均住院补偿额（元）	次均门诊补偿额（元）
2008	1064.59	18.69	798.54	13.93
2009	1194.48	20.91	953.62	17.74
2010	1427	15.75	1134	20.04
2011	1864	18.25	1554	23.82

资料来源：《新型农村合作医疗信息统计手册》。

从样本省的数据来看，近年来，新型农村合作医疗的受益程度不断提高。例如，截至2010年，贵州有81%的县（市、区）在政策范围内住院费用报销比例达到60%。黑龙江2003年开始实行新型农村合作医疗试点时，统筹补偿比为29.6%，2008年提高到34.5%，农村居民的受益程度不断提高。随着筹资水平的不断提高，新型农村合作医疗受益程度还将进一步提高，2011年原卫生部进一步提出，2011年全国新型农村合作医疗统筹地区政策范围内住院补偿比将力争达到70%左右，最高支付限额不低于5万元。2013年国家卫生计生委提出，将政策范围内住院费用报销比例提高到75%左右，进一步提高统筹基金最高支付限额和门诊医药费用报销比例。

从县级层面来看，近年来，在上级部门的指导下，各地积极调整和完善新型农村合作医疗补偿方案，逐步提高新型农村合作医疗补偿标准，包括提高补偿比例、降低起付线、提高封顶线等方式，参合农村居民的受益程度不断提高。2010年宜章县人民政府办公室发布《关于调整我县新型农村合作医疗补助政策的通知》（宜政办发〔2010〕23号），提出三项改革内容：一是降低定点医疗机构的住院起付线，主要是基层医疗机构；二是提高定点医疗机构的补偿比例，例如，县人民医院的住院报销比例由60%提高到65%，县中医院的住院报销比例由65%提高到70%；三是适当扩大报销范围，增加血行播散型肺结核为第二类特殊门诊病种。2009年望城县人民政府发布《关于调整新型农村合作医疗补偿政策的通知》（望政发〔2009〕117号），明确提出：一是调整住院补偿封顶线，住院补偿封顶线由原来的30000元/人·年提高到60000元/人·年；二是调整住院补偿比例，乡镇定点医疗机构补偿比例由70%调整到75%，县级定点医疗机构补偿比例由60%调整至65%，市级定点医疗机构补偿比例由40%调整至55%，省级定点医疗机构补偿比例由35%调整至50%。全国其他县（市、区）也都及时进行了补偿方案的调整，其中提高补偿标准是方案调整的重点内容，新型农村合作医疗受益程度随之不断提高。

第三节　中西部地区农村居民持续性
参加新型农村合作医疗情况

　　我国从 2003 年开始试点新型农村合作医疗，2008 年已经全面覆盖整个农村地区，因此，具备获取农户持续参合数据的条件，本书通过农户调查获得了持续参合的相关数据。

　　农村居民样本调查数据显示，所有在 2008 年以前开始参加新型农村合作医疗的农村居民家庭中，2008～2010 年的参合保持率为 95.7%，持续性参合处于相对较高的水平。从地区角度来讲，中部地区的三年持续参合率高于西部地区（见表 3-17）。不同收入水平的家庭，三年持续参合率存在一定的差异，高收入家庭的三年持续参合率要高于低收入家庭，例如，最高收入组的三年持续参合率为 96.2%，最低收入组的三年持续参合率为 95.6%（见表 3-18）。不同家庭规模的农村居民三年持续参合率存在明显差异，随着家庭规模的扩大，三年持续参合率也明显提高（见表 3-19）。

表 3-17　2008～2010 年中西部地区农村居民家庭三年持续参合率

地区	三年持续参合率（%）
中部	96.8
西部	94.7
总计	95.7

表 3-18　2008～2010 年中西部地区不同收入组农村居民家庭三年持续参合率

收入	三年持续参合率（%）
最低 20% 收入组	95.6
第二 20% 收入组	94.4
第三 20% 收入组	96.7
第四 20% 收入组	97.6
最高 20% 收入组	96.2

表3-19　2008～2010年中西部地区不同家庭规模农村居民家庭三年持续参合率

家庭规模	三年持续参合率（%）
3口人及以下	94.4
4~5口人	96.4
6口人及以上	96.8

新型农村合作医疗实施初期，由于各种历史及现实的原因，农村居民的参合率并不高，例如，2004年全国的参合率仅为75.2%，一些地方的参合率更低，即使一些参合率较高的地区，也是在乡村干部大量的广泛动员和宣传下实现的。针对上述问题，为了不断提高农村居民的参合积极性，相关部门出台了一系列政策文件，不断完善新型农村合作医疗制度，主要包括提高筹资水平、完善统筹模式、提高补偿水平、方便报销程序等。随着一系列政策措施的不断落实，农村居民的参合积极性不断提高，从较高的农户三年持续参合率指标来看，我国中西部地区农村居民不仅具有较高的参合积极性，而且具有非常稳定的持续参合积极性，这对我国进一步推进新型农村合作医疗制度的可持续发展是非常关键的。

第四节　中西部地区农村居民参加新型农村合作医疗的意愿

农村居民对未来的参合意愿反映了农村居民对现行政策的了解和对未来政策预期的意愿表达，是衡量新型农村合作医疗制度能否实现可持续发展的重要指标之一。

2008年中国卫生服务调查数据显示，被调查的农村居民中，有98.1%的农村居民愿意明年继续参加新型农村合作医疗，其中，中部地区农村居民愿意明年继续参加新型农村合作医疗的比例为97.3%，略微低于西部地区98.4%的水平。

本书调查了中西部地区农村居民对未来三年持续参合的意愿，调查数据显示，有79.9%的农村居民家庭计划在未来三年持续参加新型农村合作医疗，有17.1%的农村居民家庭无法确定未来三年是否会持续参加新型农村合作医疗，这些农村居民表示到时将根据具体情况而定。与前面关于最近三年实际持续参合率的指标相比，农村居民对未来三年的持续参合意愿相对偏低，还有近20%的农村居民家庭没有表示坚定的参合意愿，这充分说明现阶段我国新型农村合作医疗制度仍然存在很多需要改进的地方，需要不断完善，以解决农村居民所面临的现实难题，进一步增强新型农村合作医疗制度的吸引力。

调查数据显示，不同地区之间存在一定的差异，中部地区农村居民家庭中计划未来三年持续参加新型农村合作医疗的比例（76.8%）要低于西部地区（83%）（见表3－20）。不同收入组人群的未来参合意愿存在一定差异，最低收入组和最高收入组人群的未来三年持续参合率要低于中等收入组人群（见表3－21）。不同家庭规模农村居民之间也存在一定的差异，随着家庭规模的扩大，农村居民未来参加新型农村合作医疗的意愿也明显增强（见表3－22）。

表3－20 中西部地区农村居民未来三年持续参合意愿

地区	未来三年是否持续参合		
	是（%）	否（%）	看情况（%）
中部	76.8	3.3	19.9
西部	83.0	2.7	14.4
合计	79.9	3.0	17.1

表3－21 中西部地区不同收入组农村居民未来三年持续参合意愿

收入	未来三年是否持续参合		
	是（%）	否（%）	看情况（%）
最低20%收入组	75.0	2.2	22.8
第二20%收入组	83.3	2.2	14.4
第三20%收入组	83.8	2.9	13.2
第四20%收入组	84.4	4.4	11.1
最高20%收入组	79.7	5.2	15.1

表3－22 中西部地区不同家庭规模农村居民未来三年持续参合意愿

家庭规模	未来三年是否持续参合		
	是（%）	否（%）	看情况（%）
3口人及以下	75.4	5.9	18.7
4~5口人	82.3	1.4	16.3
6口人及以上	84.8	0	15.2

第五节 中西部地区农村居民对新型农村合作医疗的评价

新型农村合作医疗作为一项直接关系农村居民切身利益的民生制度，受到各级政府和社会的普遍关注，农村居民作为这项制度的受益主体和需求主体，对新型农村合作医疗制度的了解程度和态度直接关系到农村居民的实际参合行为。农村居民对新型农村合作医疗制度的评价符合"知识—态度—行为"（K-A-P）的基本模式，一般遵循以下的逻辑顺序：首先，农村居民要了解新型农村合作医疗制度的基本内容；其次，对新型农村合作医疗制度各个方面内容形成自己的认识和态度；最后，形成对新型农村合作医疗制度的总体评价，并最终采取相应的行为（参合或不参合）。

一、农村居民关于新型农村合作医疗政策的具体内容了解程度相对偏低

农户样本调查数据显示，中西部地区农村居民（包括参合居民和未参合居民）对新型农村合作医疗政策相关内容的了解程度相对偏低。调查发现，中西部地区对新型农村合作医疗政策的具体细节"非常了解"和"基本了解"的农村居民仅仅占全部被调查农村居民的47.9%，不到50%，其中"非常了解"的农村居民占比不到10%；有41.8%的农村居民对新型农村合作医疗制度"了解很少"；有近10.3%的农村居民对新型农村合作医疗政策的具体内容几乎"一点也不了解"（见表3-23）。中西部地区之间没有表现出明显差异，两个地区被调查的农村居民中，对新型农村合作医疗政策的具体细节"非常了解"和"基本了解"的农村居民占比分别为48.0%和47.9%，总体上表明中西部地区农村居民对新型农村合作医疗制度的了解相对较少。许多其他调查研究也得出相似的结果，有相当部分的农户对新型农村合作医疗政策了解甚少。王红漫等（2006）对东部一个富裕省份6个县（区）的一项调查研究发现，21.5%的被调查者对新型农村合作医疗政策一无所知，这与来自富裕地区的调查结果相似（国家统计局，2005）。张忠元等（2010）对四川省成都、乐山、泸州8个县（区），共16个乡镇320位农村居民的调查发现，超过七成的被调查者表示对新型农村合作医疗政策已经了解，而仍然有24.68%的人表示完全不了解新型农村合作医疗政策。

表3-23 不同地区农村居民对新型农村合作医疗政策的了解程度

地区	对新型农村合作医疗政策的了解程度			
	非常了解（%）	基本了解（%）	了解很少（%）	一点也不了解（%）
中部	6.5	41.4	44.4	7.7
西部	7.7	40.3	39.5	12.5
合计	7.1	40.8	41.8	10.3

不同人群对新型农村合作医疗政策的了解程度存在差异：不同收入组人群对新型农村合作医疗政策的了解程度存在差异，高收入组农村居民对新型农村合作医疗政策的了解程度和熟悉程度要高于低收入组，例如，最低收入组的农村居民

对新型农村合作医疗政策"非常了解"和"基本了解"的占比为40.3%，最高收入组的农村居民对新型农村合作医疗政策"非常了解"和"基本了解"的占比为50.7%（见表3-24）；不同家庭规模农村居民对新型农村合作医疗政策的了解程度存在差异，家庭规模大的农村居民对新型农村合作医疗政策的了解程度和熟悉程度比小规模家庭要高，例如，3口人及以下家庭对新型农村合作医疗政策"非常了解"和"基本了解"的占比为44.8%，6口人及以上家庭对新型农村合作医疗政策"非常了解"和"基本了解"的占比为49.2%（见表3-25）；不同性别农村居民对新型农村合作医疗政策的了解程度存在差异，男性对新型农村合作医疗政策的了解程度和熟悉程度要高于女性（见表3-26）；不同年龄的农村居民对新型农村合作医疗政策的了解程度存在差异，中青年农村居民对新型农村合作医疗政策的了解程度和熟悉程度要高于老年人和30岁以下人群，例如，31~40岁人群对新型农村合作医疗政策"非常了解"和"基本了解"的占比为55%，60岁以上人群对新型农村合作医疗政策"非常了解"和"基本了解"的占比为41.5%（见表3-27）；不同文化程度的农村居民对新型农村合作医疗政策的了解程度存在差异，随着受教育程度提高，农村居民对新型农村合作医疗政策的了解程度和熟悉程度也基本呈现不断提高的特点，高中、大专及以上的农村居民对新型农村合作医疗政策"非常了解"和"基本了解"的占比明显高于小学和未受过正式教育的农村居民（见表3-28）。

表3-24 不同收入组农村居民对新型农村合作医疗政策的了解程度

收入水平	对新型农村合作医疗政策的了解程度			
	非常了解（%）	基本了解（%）	了解很少（%）	一点也不了解（%）
最低20%收入组	3.2	37.1	48.0	11.7
第二20%收入组	7.7	41.1	41.1	10.2
第三20%收入组	10.0	48.3	30.8	10.8
第四20%收入组	12.5	45.0	31.3	11.3
最高20%收入组	10.1	40.6	43.5	5.8

表3-25 不同家庭规模农村居民对新型农村合作医疗政策的了解程度

家庭规模	对新型农村合作医疗政策的了解程度			
	非常了解（%）	基本了解（%）	了解很少（%）	一点也不了解（%）
3口人及以下	7.0	37.8	42.5	12.6
4~5口人	7.3	42.6	40.4	9.7
6口人及以上	6.7	42.5	45.0	5.8

表 3 – 26　不同性别农村居民对新型农村合作医疗政策的了解程度

性别	对新型农村合作医疗政策的了解程度			
	非常了解（%）	基本了解（%）	了解很少（%）	一点也不了解（%）
男	9.3	41.6	40.5	8.6
女	2.9	39.2	44.4	13.5

表 3 – 27　不同年龄农村居民对新型农村合作医疗政策的了解程度

年龄	对新型农村合作医疗政策的了解程度			
	非常了解（%）	基本了解（%）	了解很少（%）	一点也不了解（%）
30 岁以下	3.6	36.7	48.8	10.8
31 ~ 40 岁	8.5	46.5	38.0	7.0
41 ~ 50 岁	7.5	40.7	40.3	11.5
51 ~ 60 岁	9.2	40.5	41.6	8.7
60 岁以上	4.9	36.6	42.7	15.9

表 3 – 28　不同文化程度农村居民对新型农村合作医疗政策的了解程度

文化程度	对新型农村合作医疗政策的了解程度			
	非常了解（%）	基本了解（%）	了解很少（%）	一点也不了解（%）
未受过正式教育	3.1	32.7	42.9	21.4
小学	1.8	37.3	47.7	13.2
初中	6.2	44.8	41.3	7.7
高中	15.6	41.9	36.5	6.0
大专及以上	11.8	41.2	38.2	8.8

为了进一步分析农村居民对新型农村合作医疗具体政策内容的了解程度和熟悉程度，同时考虑到现行新型农村合作医疗政策主要是补偿住院费用，本书调查了农村居民对各级医疗机构关于住院报销比例高低情况的了解程度，包括两个问题，一个是关于住院报销比例最高的医疗机构的了解程度，另一个是关于住院报销比例最低的医疗机构的了解程度。

关于住院报销比例最高的医疗机构的了解情况调查结果显示，有48.0%的农村居民认为在乡镇卫生院、县级医院、县级以上大医院三类医疗机构中，住院报销比例最高的医疗机构是乡镇卫生院，这一认识和现行政策是一致的，但是也有21%的农村居民对现行政策的认识是偏离的、不准确的，其中，认为住院报销比例最高的医疗机构是县级医院的占8.9%，认为住院报销比例最高的医疗机构是县级以上大医院的占7.8%，认为三类医疗机构住院报销比例都一样的占4.3%。另外，还有31.0%的农村居民对关于住院报销比例的现行政策不清楚（见表3－29）。总之，中西部地区农村居民对新型农村合作医疗政策的具体内容的了解程度相对偏低。

不同的人群关于住院报销比例最高的医疗机构的了解情况存在很大的差异：从地区角度来看，中部地区农村居民对新型农村合作医疗住院报销政策的了解程度要略微高于西部地区，认为住院报销比例最高的医疗机构是乡镇卫生院的比例分别为48.8%和47.2%（见表3－29）；不同收入组人群对新型农村合作医疗住院报销政策的了解程度存在差异，高收入组人群对住院报销政策的了解程度要高于低收入人群，例如，最低收入组农村居民认为住院报销比例最高的医疗机构是乡镇卫生院的比例为42.5%，最高收入组农村居民认为住院报销比例最高的医疗机构是乡镇卫生院的比例为63.4%（见表3－30）；不同家庭规模农户对新型农村合作医疗住院报销政策的了解程度存在差异，随着家庭规模的不断扩大，农村居民对住院报销政策的了解程度也相应提高，例如，3口人及以下农村居民认为住院报销比例最高的医疗机构是乡镇卫生院的比例为47.3%，6口人及以上农户认为住院报销比例最高的医疗机构是乡镇卫生院的比例为52.3%（见表3－31）。

表3－29　不同地区农村居民对各级医疗机构住院报销政策的了解程度

地区	认为报销比例最高的医院				
	乡镇卫生院（%）	县级医院（%）	县级以上大医院（%）	都一样	不清楚（%）
中部	48.8	10.4	7.0	5.5	28.3
西部	47.2	7.6	8.5	3.2	33.5
总计	48.0	8.9	7.8	4.3	31.0

表3－30　不同收入组农村居民对各级医疗机构住院报销政策的了解程度

收入水平	认为报销比例最高的医院				
	乡镇卫生院（%）	县级医院（%）	县级以上大医院（%）	都一样（%）	不清楚（%）
最低20%收入组	42.5	9.7	8.1	2.7	37.1
第二20%收入组	43.7	9.3	10.0	5.6	31.5
第三20%收入组	54.4	7.4	5.9	4.4	27.9
第四20%收入组	44.4	11.1	6.7	3.3	34.4
最高20%收入组	63.4	7.0	5.8	6.4	17.4

表3-31 不同家庭规模农村居民对各级医疗机构住院报销政策的了解程度

家庭规模	认为报销比例最高的医院				
	乡镇卫生院（%）	县级医院（%）	县级以上大医院（%）	都一样（%）	不清楚（%）
3口人及以下	47.3	7.1	9.1	5.7	30.8
4~5口人	47.4	9.0	7.4	3.2	33.1
6口人及以上	52.3	14.4	5.3	4.5	23.5

关于住院报销比例最低的医疗机构的调查显示，有45.5%的农村居民认为在乡镇卫生院、县级医院、县级以上大医院三类医疗机构中，住院报销比例最低的是县级以上大医院，这一认识和现行政策是一致的，但是也有14.3%的农村居民对现行政策的认识是错误的，其中，认为报销比例最低的医疗机构是乡镇卫生院的占9.6%，认为住院报销比例最低的医疗机构是县级医院的占1.9%，认为三类机构的住院报销比例都一样的占2.8%。另外，还有40.2%的农村居民对现行住院报销政策不了解。

不同的人群关于住院报销比例最低的医疗机构的了解情况存在很大的差异：不同地区对住院报销政策的了解程度存在一定的差异，中部地区的农村居民对住院报销政策的了解程度要高于西部地区，认为住院报销比例最低的医疗机构是县级以上大医院的比例分别为47.8%和43.2%（见表3-32）；不同收入农村居民对住院报销政策的了解程度存在差异，高收入组人群对住院报销比例的了解程度大于低收入组人群（见表3-33）；不同家庭规模农村居民对新型农村合作医疗住院报销政策的了解程度存在一定差异，大规模家庭对相关政策的了解程度要高于小规模家庭（见表3-34）。

表3-32 不同地区农村居民对各级医疗机构住院报销政策的了解程度

地区	认为报销比例最低的医院				
	乡镇卫生院（%）	县级医院（%）	县级以上大医院（%）	都一样（%）	不清楚（%）
中部	9.2	1.6	47.8	2.4	39.0
西部	10.0	2.3	43.2	3.2	41.3
总计	9.6	1.9	45.5	2.8	40.2

表3-33 不同收入组农村居民对各级医疗机构住院报销政策的了解程度

收入水平	认为报销比例最低的医院				
	乡镇卫生院（%）	县级医院（%）	县级以上大医院（%）	都一样（%）	不清楚（%）
最低20%收入组	9.9	2.7	39.5	2.2	45.7
第二20%收入组	11.2	2.2	42.2	4.5	39.9

续表

收入水平	认为报销比例最低的医院				
	乡镇卫生院（%）	县级医院（%）	县级以上大医院（%）	都一样（%）	不清楚（%）
第三20%收入组	8.1	1.5	50.7	0.7	39.0
第四20%收入组	10.0	1.1	44.4	2.2	42.2
最高20%收入组	7.6	0.6	59.9	3.5	28.5

表3-34 不同家庭规模农村居民对各级医疗机构住院报销政策的了解程度

家庭规模	认为报销比例最低的医院				
	乡镇卫生院（%）	县级医院（%）	县级以上大医院（%）	都一样（%）	不清楚（%）
3口人及以下	10.4	1.7	45.5	4.0	38.4
4~5口人	9.6	1.8	44.6	1.8	42.2
6口人及以上	7.6	3.0	48.5	3.0	37.9

通过前文的分析可知，对于哪个机构的住院报销比例高（或低）的问题尚且有许多农户不了解，那么，对于看病就医发生费用后的具体报销比例问题，以及起付线问题，更是了解甚少。本书调查显示，关于起付线问题，甘谷县有46.9%的被调查农村居民不清楚县级医疗机构的住院补偿起付线是多少，宜章县有19.5%的被调查农村居民不清楚县级医疗机构的住院补偿起付线是多少，另外还有15.9%的农村居民认为的起付线高于当地政策规定的起付线，30.5%的农村居民认为的起付线低于当地政策规定的起付线。关于报销比例问题，甘谷县有31.3%的被调查农村居民不清楚县级医疗机构的住院补偿比例，另外还有40.6%的农村居民认为的报销比例低于当地政策规定的报销比例，宜章县有19.5%的被调查农村居民不清楚县级医疗机构的住院补偿比例，另外还有17%的农村居民报告的报销比例低于当地政策规定的报销比例。

其他的相关调查研究也得出类似结论，易红梅等（2011）对5个省25个县（市）2024个农户的抽样调查数据的分析结果显示，对于"新型农村合作医疗在县医院住院报销的起付线是多少"这一问题，样本中有48%农户回答"不知道"，0.2%的农户说"不能报销"，23.1%的农户所认为的补偿起付线高于其所在县（市）新型农村合作医疗政策的有关规定，12.3%的农户所认为的补偿起付线低于其所在县（市）新型农村合作医疗政策的有关规定，只有16.4%的农户能够正确回答出补偿起付线。陈艺（2010）对四川省成都市673户农户的调查发现，在被问到是否知道"起付线（门槛费）"的含义时，有47.4%的受访农村居民表示知道，有接近1/3的受访农村居民表示知道起付线和报销比例具体是多少，但是将受访农村居民回答的起付线和报销比例数据与实际数据进行匹配后发现，在受访农村居民中，对乡镇卫生院的起付线回答正确的占受访农村居民总数的19.8%，对乡镇卫生院住院费用报销比例、县级和县级以上医疗机构起付线、县级医疗机构的住院费用报销比例的回答正确率相当，均为14%~15%。

新型农村合作医疗试点以来，当地新型农村合作医疗管理部门都积极采取各种措施开展新型农村合作医疗政策的宣传动员工作，采取广播、新闻媒体等形式对筹资标准和补偿标准等相关政策进行宣传，同时还包括印发宣传资料、张贴宣传画、设立宣传窗、悬挂宣传标语等方式向农村居民开展政策宣传，目的是使广大农村居民真正认识建立新型农村合作医疗制度的意义和好处，了解新型农村合作医疗制度的具体政策，树立互助共济意识，自觉自愿地参加新型农村合作医疗。从各地调查的情况来看，每年各地在开始新一年度的新型农村合作医疗时，都需要划拨专门的经费、指定专人开展大量的宣传动员工作，有些宣传工作已经逐渐常态化，但是与之形成鲜明对比的是，许多农村居民对新型农村合作医疗政策的了解仍然不够，熟悉程度依然偏低，这需要引起相关部门的高度重视。导致这一问题的原因是多方面的，主要包括以下几个方面：

（1）农村居民的文化程度相对偏低，意识落后，对农村许多相关政策都表现出一种被动的意识倾向，新型农村合作医疗政策也不例外，农村居民通常只有在自己或家里人生病时才会去认真了解诸如报销比例、起付线、封顶线、报账程序等具体政策。

（2）新型农村合作医疗相关政策在设计上仍然存在很多弊端，具体政策内容过于复杂，不符合农村居民的认知特点和认知习惯，导致农村居民在理解上存在一定的障碍和困难，甚至产生逆反情绪。例如，宜章县2009年新型农村合作医疗实施方案，将乡镇卫生院区分为两类：一类是中心卫生院，即镇二级定点医疗机构；另一类是普通卫生院，即一级定点医疗机构，两类机构实行不同的补偿起付线和报销比例，将县级医疗机构区分为县人民医院、县中医院和民营医院等三类，实行不同的补偿起付线和报销比例。虽然这些政策从制定初衷来看是好的，区别对待有利于引导农村居民合理就医，但是对农村居民来讲，这些政策中关于医疗机构的分类过于复杂。安徽省无为县在2009年的新型农村合作医疗实施方案中，对乡镇级定点医疗机构的住院费用进行分段补偿，100~500元为一档，500元以上为第二档，分别实行不同的补偿比，县级定点医疗机构的住院费用也采取分段补偿的方法，300~500元为一档，500元以上为第二档，分别实行不同的补偿比。这么复杂的方案设计对于农村居民的认知来说存在一定的困难，不便形成直观的认识。

（3）宣传方式欠合理，有些宣传内容过于空泛，没有实质性内容，不够直观，比较空洞，这与当前许多农村政策宣传所存在的问题相类似。

二、农村居民关于新型农村合作医疗政策各个方面的评价

农村居民对新型农村合作医疗制度的评价实际上体现的是一种态度，这种态度又会直接影响其参合行为。农村居民对新型农村合作医疗制度评价的高低也是影响该项制度是否具有可持续性的重要因素（田秀娟等，2010）。通过本书对中西部地区农村居民关于新型农村合作医疗政策相关内容的评价，可以了解农村居民对新型农村合作医疗的态度。

关于参合费高低的评价，调查数据显示，有30.5%的农村居民认为目前个人所缴纳的参合费相对偏高，其中，仅有4.1%的农村居民表示参合费偏高且难以承受，有65.5%的农村居民认为目前的参合费适中或偏低，表明目前我国中西部地区农村居民对参合费基本都能承受，参合费标准相对还比较合理。不同地区农村居民对新型农村合作医疗参合费高低的评价存在一定的差异，西部地区认为参合费偏高的农村居民比例低于中部地区，但是，其中认为偏高且难以承受的比例，西部地区高于中部地区（见表3－35）。不同收入组农村居民对参合费高低的评价存在明显差异，低收入组人群认为参合费偏高的比例高于高收入组，例如，最低20%收入组有46.6%的农村居民认为参合费偏高，而最高收入组仅有22.6%的农村居民认为偏高（见表3－36）。

表3－35　不同地区农村居民对参合费的评价

地区	对参合费的评价				
	偏高，不能承受（%）	偏高，但能承受（%）	适中（%）	偏低（%）	无法评价（%）
中部	3.1	28.5	58.6	3.9	5.9
西部	5.1	24.4	63.1	5.3	2.1
合计	4.1	26.4	60.9	4.6	3.9

表3－36　不同收入水平农村居民对参合费的评价

收入	对参合费的评价				
	偏高，不能承受（%）	偏高，但能承受（%）	适中（%）	偏低（%）	无法评价（%）
最低20%收入组	7.7	38.9	47.1	3.8	2.4
第二20%收入组	6.3	26.9	61.5	2.9	2.4
第三20%收入组	2.9	24.0	66.3	2.4	4.3
第四20%收入组	3.4	20.2	68.8	2.4	5.3
最高20%收入组	0.5	22.1	60.6	11.5	5.3

关于参合费缴费方式的评价，调查数据显示，有84%的农村居民认为目前的缴费方式非常满意或基本满意，仅有10.8%的农村居民不满意，还有5.2%的农村居民认为缴费方式无法评价（见表3-37）。虽然不同地区所采用的具体缴费方式是不同的，但是从调查数据的结果来看，农村居民的评价还是比较高的。从不同地区来讲，中部地区农村居民对缴费方式的满意度略微高于西部地区。不同收入组农村居民对参合费缴费方式的评价存在差异，随着收入水平的提高，农村居民对新型农村合作医疗参合费缴费方式的满意度也相应提高（见表3-38）。

表3-37 不同地区农村居民对缴费方式的评价

地区	缴费方式评价			
	非常满意（%）	基本满意（%）	不满意（%）	无法评价（%）
中部	14.8	69.5	9.2	6.4
西部	18.2	65.5	12.3	4.0
合计	16.5	67.5	10.8	5.2

表3-38 不同收入水平农村居民对缴费方式的评价

收入水平	缴费方式评价			
	非常满意（%）	基本满意（%）	不满意（%）	无法评价（%）
最低20%收入组	18.8	60.1	16.8	4.3
第二20%收入组	13.0	69.2	14.4	3.4
第三20%收入组	12.0	74.5	8.7	4.8
第四20%收入组	21.2	64.9	7.2	6.7
最高20%收入组	17.8	68.8	6.7	6.7

关于门诊补偿作用的评价，调查数据显示，有33.3%的农村居民认为门诊报销起到了一定的作用，减轻了医疗负担，有30.6%的农村居民认为门诊报销没有发挥什么作用，有36.2%的农村居民不了解门诊报销的情况，也没有享受到门诊报销，所以无法做出评价。不同地区之间存在一定的差异，中部地区农村居民认为门诊补偿起到一定补偿作用的比例高于西部地区（见表3-39）。低收入组对门诊补偿作用的评价高于高收入组（见表3-40）。

表3-39 不同地区农村居民对门诊补偿作用的评价

地区	门诊补偿作用					
	非常大（%）	一般大（%）	没什么作用（%）	未获得报销（%）	没参合（%）	无法评价（%）
中部	6.8	29.3	31.8	26.0	4.9	1.2
西部	7.4	23.1	29.4	30.7	3.6	5.9
总计	7.1	26.2	30.6	28.4	4.2	3.6

表3-40 不同收入组农村居民对门诊补偿作用的评价

收入	门诊补偿作用					
	非常大（%）	一般大（%）	没什么作用（%）	未获得报销（%）	没参合（%）	无法评价（%）
最低20%收入组	13.0	27.9	21.2	32.2	3.8	1.9
第二20%收入组	4.8	23.6	38.0	24.0	3.4	6.3
第三20%收入组	8.2	23.1	31.3	29.8	3.4	4.3
第四20%收入组	3.8	29.3	29.3	30.8	5.3	1.4
最高20%收入组	5.8	26.9	33.2	25.0	5.3	3.8

关于住院报销作用评价，调查显示，有57.6%的农村居民认为住院报销起到了一定的作用，减轻了医疗负担，有9.5%的农村居民认为住院报销没有发挥作用，有32.9%的农村居民不了解住院报销的情况，也没有享受到住院报销，所以无法做出评价。中部地区农村居民对住院补偿的评价高于西部地区，认为住院补偿起到一定作用的农村居民比例高于西部地区（见表3-41）。相对来讲，高收入组农村居民认为住院补偿能起到一定作用的比例高于低收入组，高收入组农村居民对住院补偿作用的评价相对较高（见表3-42）。

表3-41 不同地区农村居民对住院补偿作用的评价

地区	住院补偿作用				
	非常大（%）	一般大（%）	没什么作用（%）	未获得报销（%）	没参合（%）
中部	16.4	43.0	11.7	23.4	5.5
西部	22.2	33.7	7.4	33.1	3.6
合计	19.3	38.3	9.5	28.4	4.5

表 3 - 42   不同收入农村居民对住院补偿作用的评价

收入	住院补偿作用				
	非常大（%）	一般大（%）	没什么作用（%）	未获得报销（%）	没参合（%）
最低20%收入组	19.7	35.1	12.5	29.3	3.4
第二20%收入组	17.8	40.4	8.2	29.3	4.3
第三20%收入组	19.7	34.1	9.6	33.2	3.4
第四20%收入组	16.8	42.3	7.2	28.4	5.3
最高20%收入组	22.6	39.4	10.1	21.6	6.3

关于新型农村合作医疗报销手续的评价，调查数据显示，有47.6%的农村居民认为报销手续方便，有 27.3% 的农村居民认为报销手续非常烦琐，还有 25.0% 的农村居民没有获得报销或没有参加新型农村合作医疗而无法做出评价（见表 3 - 43）。根据对青海省格尔木市郭勒木德乡小岛村的调查发现，2009 年有一户农村居民在市级人民医院看病，到 2010 年初还没能得到报销，村民反映，当地新型农村合作医疗的主要报销方式是"先垫付后报销"，所以要想得到报销，必须准备齐住院医院出具的住院证明、出院证明、发票等各种证明材料，如果有一件没有妥善保管而丢失，就无法获得报销，而且就算所有手续都齐全，上交后等正式批下来最少也需要半个月，有时甚至几个月都没有音信，可见，目前中西部地区新型农村合作医疗在实施过程中关于报销手续仍然存在许多弊端。另外，调查显示，关于新型农村合作医疗报销手续的评价在地区之间存在明显差异，中部地区农村居民对新型农村合作医疗报销手续的评价高于西部地区，中部地区农村居民认为报销手续"非常方便"和"一般方便"的比例高于西部地区。不同收入农村居民关于新型农村合作医疗报销手续的评价没有明显差异（见表 3 - 44）。

表 3 - 43   不同地区农村居民对报销手续的评价

地区	报销手续评价				
	非常方便（%）	一般方便（%）	非常烦琐（%）	未报销（%）	未参合（%）
中部	14.6	34.8	27.0	18.2	5.5
西部	18.0	28.0	27.7	22.9	3.4
合计	16.3	31.3	27.3	20.6	4.4

表3-44 不同收入农村居民对报销手续的评价

收入	报销手续评价				
	非常方便（%）	一般方便（%）	非常烦琐（%）	未报销（%）	未参合（%）
最低20%收入组	13.9	33.7	27.4	21.2	3.8
第二20%收入组	17.8	26.0	31.3	21.2	3.8
第三20%收入组	17.3	33.2	23.1	22.1	4.3
第四20%收入组	18.8	31.3	26.4	18.8	4.8
最高20%收入组	13.9	32.7	28.4	19.7	5.3

三、农村居民关于新型农村合作医疗政策的总体评价较好

农村居民对新型农村合作医疗制度的综合评价可以视为新型农村合作医疗实施效果的整体反映（田秀娟，2010）。许多研究利用抽样调查数据对中西部地区农村居民对新型农村合作医疗的满意度进行了分析，但是结果却存在很大的差异。田秀娟对全国13个省份19个县（区）916名农村居民的调查显示，农村居民对新型农村合作医疗的评价为"好"和"很好"的概率合计达到43.9%，评价为"不好"和"很不好"的概率合计为4.58%。冯天义（2009）于2008年对宁夏4个县、7个乡（镇）、16个村的6031名农村居民的调查结果显示，参合农村居民对新型农村合作医疗制度的满意率为94.2%。陈锡霞（2009）于2008年对宁夏固原市的调查显示，农村居民对新型农村合作医疗的满意度达到96.25%。潘林等（2009）对安徽省三个县的调查显示，农村居民对新型农村合作医疗满意的占57.2%，不满意的占13.7%，而且试点时间长的县农村居民的满意度低于刚开始试点的县。徐衍等（2009）调查了云南省宜良县151户农村居民，被调查农村居民中对新型农村合作医疗做出满意、一般和不满意评价者分别占74.8%、21.2%和4%。

本书在对新型农村合作医疗的报销比例、报销手续、缴费方式等各项政策内容进行评价的基础上，进一步调查了农村居民对新型农村合作医疗的总体评价。调查数据显示，有77.9%的农村居民对新型农村合作医疗的总体评价是满意的（包括非常满意和基本满意两种），有11.3%的农村居民没有做出评价，有10.8%的农村居民表示不满意。

地区之间存在一定的差异，西部地区农村居民对新型农村合作医疗的总体评价略微高于中部地区，西部地区有78.2%的农村居民对新型农村合作医疗总体满意，中部地区有77.5%的农村居民对新型农村合作医疗总体满意（见表3-45）。不同收入组农村居民对新型农村合作医疗的总体评价存在差异，最低收入组的农村居民对新型农村合作医疗的总体满意度相对低于其他收入组，另外，中低收入

组和中等收入组农村居民对新型农村合作医疗的总体评价要高于中高收入组和最高收入组（见表3－46）。随着家庭规模的扩大，农村居民对新型农村合作医疗的总体评价也明显提高（见表3－47）。男性对新型农村合作医疗的总体评价要高于女性（见表3－48）。不同年龄的农村居民对新型农村合作医疗的总体评价明显存在差异，年龄大的农村居民对新型农村合作医疗的满意度高于年龄偏小的农村居民（见表3－49）。

表3－45　不同地区农村居民对新型农村合作医疗的总评价

地区	对新型农村合作医疗的总评价			
	非常满意（％）	基本满意（％）	不满意（％）	无法评价（％）
中部	12.5	65.0	11.7	10.7
西部	21.4	56.8	9.8	11.9
合计	17.0	60.9	10.8	11.3

表3－46　不同收入组农村居民对新型农村合作医疗的总评价

收入	对新型农村合作医疗的总评价			
	非常满意（％）	基本满意（％）	不满意（％）	无法评价（％）
最低20％收入组	16.3	58.2	11.5	13.9
第二20％收入组	18.8	62.0	9.1	10.1
第三20％收入组	14.9	64.4	11.1	9.6
第四20％收入组	15.4	62.5	9.1	13.0
最高20％收入组	19.7	57.2	13.0	10.1

表3－47　不同家庭规模农村居民对新型农村合作医疗的总评价

家庭规模	对新型农村合作医疗的总评价			
	非常满意（％）	基本满意（％）	不满意（％）	无法评价（％）
3口人及以下	13.8	59.6	11.1	15.5
4～5口人	18.7	60.6	11.4	9.4
6口人及以上	20.5	65.9	7.6	6.1

表3－48　不同性别农村居民对新型农村合作医疗的总评价

性别	对新型农村合作医疗的总评价			
	非常满意（％）	基本满意（％）	不满意（％）	无法评价（％）
男	18.0	62.6	8.3	11.1
女	15.3	57.7	15.3	11.7

表 3-49 不同年龄农村居民对新型农村合作医疗的总评价

年龄	对新型农村合作医疗的总评价			
	非常满意（％）	基本满意（％）	不满意（％）	无法评价（％）
30 岁以下	10.2	61.4	11.4	17.0
31~40 岁	15.5	63.3	11.1	10.2
41~50 岁	19.6	57.4	11.9	11.1
51~60 岁	20.2	60.6	8.6	10.6
60 岁以上	17.0	68.2	9.1	5.7

第六节　中西部地区农村居民参加新型农村合作医疗的影响因素分析

　　理论和实践部门的大量分析认为，影响农户参合行为的因素是多方面的（高梦滔等，2005；王兰芳等，2007；林晨，2007；杨文选等，2007；叶慧、谢冰，2008 等）。这些文献为本书提供了理论基础及假说，但是现有的文献资料在探讨影响农户参合行为的主要因素时，也出现了一些结论分歧，主要原因是研究对象的不同所致。

　　在文献研究的基础上，根据调查所得的数据，分析了影响中西部地区农村居民参加新型农村合作医疗的主要因素，主要包括四类变量：第一类变量是农村居民的个人特征变量，包括个人的年龄、性别、职业、文化程度、健康自评；第二类变量是农户家庭变量，包括人均纯收入、家庭规模；第三类变量是新型农村合作医疗政策的相关变量，包括农村居民对新型农村合作医疗政策的了解程度、新型农村合作医疗制度的名义补偿比；第四类变量是地区虚变量。具体各变量的名称及含义如表 3-50 所示。

表 3-50 变量描述

变量	变量定义
性别	被调查者的性别，男性 =1，女性 =0
年龄	被调查者的年龄
文化程度——初中	被调查者的文化程度，初中 =1，否则 =0
文化程度——高中及以上	被调查者的文化程度，高中及以上 =1，否则 =0

续表

变量	变量定义
职业——农业生产者	被调查者所从事的主要职业，农业生产者 = 1，否则 = 0
职业——打工	被调查者所从事的主要职业，打工者 = 1，否则 = 0
职业——个体工商户	被调查者所从事的主要职业，个体工商户 = 1，否则 = 0
职业——乡村干部	被调查者所从事的主要职业，乡村干部 = 1，否则 = 0
健康自评好	被调查者的健康自评，健康自评较好者 = 1，否则 = 0
人均纯收入	被调查家庭人均纯收入
家庭人口数	被调查家庭规模
新型农村合作医疗了解程度	被调查者对新型农村合作医疗政策的了解程度，了解 = 1，否则 = 0
名义补偿比	被调查者所在地区政策规定的县级医疗机构住院名义补偿比

由于农户参合行为是一个二分类选择变量，本书选择 Logit 计量模型，用来分析影响中西部地区农村居民参加合作医疗的因素，具体模型如下：

$$\ln\left(\frac{P}{1-P}\right) = \beta_0 + \beta_1 Gender + \beta_2 Age + \beta_3 Edu + \beta_4 Family + \beta_5 Career +$$

$$\beta_6 Income + \beta_7 Health + \beta_8 Cognition + \beta_9 Reimburse + \sum_{s=1}^{n} \gamma_s D_s + \varepsilon \qquad (3.1)$$

式（3.1）中，P 为农村居民参加新型农村合作医疗的概率；β、γ 为待估计参数；Gender 为性别；Age 为年龄；Edu 为教育程度；Family 为家庭规模；Career 为职业；Income 为人均纯收入；Health 为健康自评；Cognition 为对新型农村合作医疗政策的了解程度；Reimburse 为名义补偿比；D 为地区虚拟变量。

表 3 - 51   中西部地区农村居民参合率回归模型结果

变量	系数	Wald	OR
性别（男性 = 1，以女性为基准组）	0.057	0.043	1.058
年龄	0.038 ***	8.908	1.039
文化程度——初中（初中 = 1，以小学及以下为基准组）	0.199	0.363	1.220
文化程度——高中及以上（高中及以上 = 1，以小学及以下为基准组）	- 0.301	0.582	0.740
职业——农业生产者（农业生产者 = 1，以其他职业为基准组）	- 0.532	1.385	0.587
职业——打工（打工 = 1，以其他职业为基准组）	- 0.863 *	3.497	0.422
职业——个体工商户（个体工商户 = 1，以其他职业为基准组）	0.460	0.417	1.584
职业——乡村干部（乡村干部 = 1，以其他职业为基准组）	0.063	0.005	1.065
健康自评好（身体健康自评为较好者 = 1，以身体健康自评较差者为基准组）	- 0.834 **	4.437	0.434

续表

变量	系数	Wald	OR
人均纯收入	0.000	0.000	1.000
家庭人口数	0.525 ***	18.503	1.690
新型农村合作医疗了解程度（对新型农村合作医疗政策比较了解＝1，以不了解新型农村合作医疗政策为基准组）	1.088 ***	13.480	2.969
名义补偿比	0.025 **	4.680	1.026
地区虚变量			
常数	−2.151 *	3.774	0.116

注：* 表示在10%的水平上显著，** 表示在5%的水平上显著，*** 表示在1%的水平上显著。

研究结果如表3—51所示，年龄、职业、健康状态、对新型农村合作医疗的了解程度、新型农村合作医疗的名义补偿比等变量对农村居民参加新型农村合作医疗都有显著影响。

第一，年龄对农村居民参合具有显著影响，在1%的水平上通过显著性检验。不同年龄的人参加新型农村合作医疗的积极性是不同的，年龄越大的人越愿意参加新型农村合作医疗，参合的概率越大。因为年龄越大的人患病的风险越大，参加新型农村合作医疗能获得相应的保障。

第二，职业对农村居民参合具有显著影响，在10%的水平上通过显著性检验。主要体现为相对于其他从业者，在外打工者参加新型农村合作医疗的积极性降低，参合概率偏低。主要是因为许多县（市、区）在其他城市都没有确定具体的新型农村合作医疗定点医疗机构，打工者在外地看病很难通过新型农村合作医疗报销，即使能获得报销，报销比例也要低于本县医疗机构，而且手续上仍然非常复杂，需要本人到当地新型农村合作医疗办公室办理相关手续，这给在外打工的农村居民增加了一定的难度，而且成本也明显增加。如果这些打工者参加了合作医疗，在生病时回当地就医时可以获得相应的报销，但是考虑到交通和时间等成本，农村居民一般都选择放弃参加新型农村合作医疗。这与朱信凯等（2009）的研究结论是相同的，作者利用2006年12月31日第二次全国农业普查关于寿光市、海宁市、红安县、溆浦县、太白县、玛曲县600户的调查数据进行了分析，结果表明，有外出务工人员的家庭参加合作医疗的概率会下降。

第三，家庭规模对农村居民参加新型农村合作医疗具有显著影响，在1%的水平上通过了显著性检验。家庭规模越大的农村居民越倾向于参加新型农村合作医疗，参合概率越大。按照目前新型农村合作医疗政策的规定，农村居民参加新型农村合作医疗是以户为单位，或者全部家庭成员都参合，或者全部家庭成员都不参合，在这样的政策规定下，大规模家庭面临的患病风险往往要大于小规模家庭，所以参合的积极性更高，参合的概率越大。

第四，健康自评变量对农村居民参加新型农村合作医疗具有显著影响，在5%的水平上通过显著性检验。健康状况越好的农村居民其参加新型农村合作医疗的概率越小，健康状况越差的农村居民参加新型农村合作医疗的积极性越高，参合概率越大。这反映了中西部地区农村居民参加新型农村合作医疗存在一定的逆向选择问题。Cutler（1996）发现，只要是允许个体对保险进行选择的医疗保险体系，几乎都会遭遇"逆向选择"问题，"逆向选择"是自愿性医疗保险所面临的一个普遍性问题。① 许多研究（王兰芳，2007；蒋远胜等，2009；王藩，2009；李敏敏等，2010；胡静，2011；郝玉梅等，2012）都表明，我国新型农村合作医疗在实施过程中存在逆向选择问题，只不过不同研究选择的反映逆向选择的变量有所不同而已，但是结论基本一致。本书结果表明，在目前参合率已经较高的情况下（大部分地区超过90%），逆向选择问题依然存在，但并不突出，随着新型农村合作医疗的进一步发展，参合率还将不断提高，逆向选择问题将进一步减弱。封进（2009）也指出，因较少的缴费金额、较高的风险规避性、较低的医疗支出倾向和政府财政补贴导致新型农村合作医疗的逆向选择并不显著。

第五，人均纯收入变量对农村居民参合没有显著影响，这表明现阶段收入并不是决定农村居民是否参合的重要因素，一方面，目前的参合费对于绝大部分农户来说是可以承受的，前文的定性分析也证明了这一点；另一方面，对于小部分贫困家庭来说，也可以通过获得当地医疗救助政策的支持而参加新型农村合作医疗，个人不用缴纳参合费。在新型农村合作医疗试点初期，医疗救助就已经开始同步实行，目的就是帮助贫困家庭参加新型农村合作医疗。

第六，文化程度对农村居民参合也没有显著影响。这表明随着新型农村合作医疗政策实行时间的延长以及农村居民对新型农村合作医疗政策的不断了解，过去传统思维下，关于"文化程度较高的人比文化程度偏低的人具有较高的风险意识"的认识已经发生了变化，农村居民的医疗保险意识都在不断增强。在目前参合率较高的背景下，文化程度并不是影响农村居民是否参合的主要因素。

第七，关于新型农村合作医疗政策的了解程度对农村居民是否参合具有显著影响，在1%的水平上通过显著性检验。新型农村合作医疗是针对农村居民生病后的医疗费用进行补偿的一项制度，该制度涉及的内容非常复杂，其中关键的是补偿制度，农村居民只有对新型农村合作医疗的相关政策比较了解才能决定是否

---

① Alan J. Auerbach, Fiscal Policy: Lessons from Economic Research [M]. MIT Press, 1997.

参合，这是以自愿为基本原则的新型农村合作医疗制度的主要特点。本书的研究结果表明，农村居民对新型农村合作医疗政策的了解程度越深，参合的概率就越大。不断加强新型农村合作医疗相关政策的宣传是提高和巩固参合率非常关键的措施。

第八，新型农村合作医疗的名义补偿比对农村居民是否参合具有显著影响，在5%的水平上通过检验。目前的新型农村合作医疗政策主要是以住院补偿为主，所以住院补偿非常关键，而住院补偿一般又分为乡镇卫生院、县级医院和县级以上医院三个类别，本书选择住院人次比例较高的县级医院的住院补偿为研究变量，分析县级医院的住院补偿比对农村居民参合的影响。研究结果表明，名义补偿比越高，农村居民参合的积极性越高，参合概率越大。

第四章 中西部地区新型农村合作医疗筹资机制

筹资机制是新型农村合作医疗制度可持续发展的重要基础，新型农村合作医疗开始试点时，相关文件就确定了多方筹资的基本原则，明确提出：农村居民以家庭为单位自愿参加新型农村合作医疗，按时足额缴纳合作医疗经费；乡（镇）、村集体要给予资金扶持；中央和地方各级财政每年要安排一定的专项资金予以支持。完善的筹资机制除了坚持多方筹资的基本原则外，还涉及筹资主体的意愿、筹资标准、筹资方式、筹资政策保障等具体内容。建立起可持续的、稳定可靠的筹资机制是保障制度实现可持续发展的关键。

第一节　中西部地区新型农村合作医疗筹资方式

新型农村合作医疗的筹资方式因筹资主体的不同而存在明显差异，现阶段，新型农村合作医疗制度实行个人缴费、集体扶持和政府资助相结合的筹资机制，因此，新型农村合作医疗的筹资主体主要包括农村居民家庭、乡（镇）、村集体、中央和地方各级财政，筹资方式因此而存在差异。

一、参合农村居民的筹资方式

农村居民参加新型农村合作医疗需要缴纳参合费，而参合费的缴纳方式或筹资方式在不同地区存在很大的差异，总体上，筹资方式主要包括以下五种类型：

（1）由乡村干部或乡村医生上门收缴。在新型农村合作医疗试点初期，农村居民对新型农村合作医疗的认识还存在不足，农村居民的参合积极性还没有得到充分释放，需要乡村干部进行广泛宣传动员，甚至需要深入农村居民家庭挨家挨户开展动员工作，上门收取参合费也就成为各地普遍采取的筹资方式，也得到农村居民一定程度的认可。上门收取筹资方式的操作过程主要包括宣传动员、上门收取和资金上缴几个步骤：第一步，成立组织，宣传动员。建立县、乡、村三级组织，逐级负责承担筹资工作。召开全县的筹资工作宣传动员大会，县、乡、村层层动员，启动筹资工作。第二步，开展个人筹资。由各乡镇、村干部或乡村医务卫生人员组成筹资工作小组，分片包干，挨家逐户上门收取农村居民个人参保金，并向农村居民开具收款凭证，发放合作医疗就诊证。第三步，上缴个人筹集资金。在规定的期限内将农村居民参合金逐级上缴至县合作医疗专用基金账户，同时，民政医疗救助资金及时转到县合作医疗基金账户，资金开始封闭运行管理（吴晓红等，2007）。该筹资模式的优势是通过动员可以提高农村居民对新型农村合作医疗的了解程度，引导农村居民参加新型农村合作医疗，也会使一些原本没打算参加新型农村合作医疗的农村居民碍于情面而选择缴费参合，提高参合率。随着新型农村合作医疗的不断运行，这种筹资方式的弊端逐渐暴露：筹资成本相对较高，乡村干部的工作量较大，需要动用大量的工作人员进行筹资；牵扯乡村干部太多的精力，容易产生懈怠情绪，降低工作积极性，影响其他工作的正常开展；容易使农村居民的被动参合心理越来越强烈，不利于增强农村居民的自愿参合积极性；乡村干部挨家挨户收取参合费的烦琐工作过程，涉及收取费用、开票、登记、发证等具体工作，容易出现工作失误，给工作带来麻烦，也容易给老百姓带来误解，不利于日后工作的有序开展；筹资期限与外出务工人员的返乡期难以完全吻合，导致外出务工人员的参合缴费存在一定的困难。

从实际运行的情况来看，新型农村合作医疗试点初期，大部分地区采取的都是由乡村干部等人员上门收取的筹资方式，调查显示，中西部样本地区在新型农村合作医疗实施初期采取的都是这种筹资方式。这种筹资模式与宣传动员工作相结合，在试点初期发挥了积极的作用，通过挨家挨户上门的方式广泛宣传新型农村合作医疗政策，积极动员农村居民参加新型农村合作医疗，极大地提高了农村居民对新型农村合作医疗政策的了解程度，进一步强化了农村居民的参合意识，进而使其的参合积极性也相应提高。上门收取参合费的方式极大地方便了农村居民，但是却需要动用大量的工作人员开展筹资工作，随着新型农村合作医疗的不断运行，该筹资模式成本高、效率低的弊端逐渐暴露。例如，赤水市在新型农村合作医疗试点初期实行的是上门收取参合费的筹资方式，筹资成本非常高，而且还存在筹资难问题，根据赤水市人大科教文卫民工委2006年对该市新型农村合作医疗的调查显示①，当地为了提高农村居民的参合率，收取每个农村居民10元自筹资金，这一工作几乎出动了所有的乡村干部，并抽了许多市机关的干部到乡

---

① 市人大办．关于对赤水市建立新型农村合作医疗制度试点工作情况的调查报告［R］．2006－11－13.

帮助宣传、筹资，工作量大，工作经费也是昂贵的（约6：10的工作成本），且这种临时性的、大规模的行动，难免出差错，也难以长期坚持实施。宜章县从2007年推行新型农村合作医疗实施以来，受到农村居民普遍欢迎，但为了做好新型农村合作医疗资金收缴工作，县里每年投入大量人力、物力、财力，工作量大、成本高、效率低的问题非常突出。2005～2009年荣昌县在实施新型农村合作医疗过程中，新型农村合作医疗个人筹资主要是在年末一段时间内集中收取，由于农户居住分散、交通条件差、外出人口多等诸多原因，给筹资工作带来较大难度。另外，每年组织征收新型农村合作医疗基金时，层层开动员会、上门面对面宣传、挨家挨户收款、印发政策宣传资料、参合农村居民名册核对、基础信息修订、以户为单位建立台账等工作是必不可少的，据统计，镇（街）每组织一名农村居民参合，需花费2元左右，筹资成本较高，而这部分费用只能由镇（街）自己解决，给镇（街）财政带来一定压力（黄昌顺，2010）。其他样本县（市）在采取这种筹资模式的过程中也暴露出同样的问题和弊端。经过一段时间的运行，一些地方开始探索其他筹资方式。

（2）农村居民个人主动缴纳参合费，现实中这种模式的主要做法是"定缴费标准、定缴费时间、定缴费地点"，农村居民按照要求主动缴纳参合费，所以也被称为三定筹资模式。这种筹资方式在新型农村合作医疗实施初期存在一定的运行困难和推广难度，随着农村居民对新型农村合作医疗认识程度的提高，这种模式的推广难度也在逐渐降低，因此，这种模式主要适用于参合积极性较高的地区，或者新型农村合作医疗已经稳定运行了一段时间的地区。例如，百色市田阳县2006年实行的筹资方式是由乡镇政府干部和卫生院干部走村串户，入户收费，每个村由乡镇政府干部和卫生院干部各一人负责，由村干和组干带队直接拿发票，登记好的医疗证到村屯，当场收款当场发证，当日即可享受医疗补助，2007年则改为由各乡镇政府发动派人到村里的固定地点让村民自己来缴费（潘小炎等，2009）。

（3）滚动式筹资。这种筹资方式是由江苏省赣榆县在试点过程中探索出来的一种资金筹集模式，被称为"滚动式预缴费制度"。该模式是指参加合作医疗的农村居民在镇或镇以上医疗卫生机构就诊后，在镇合作医疗管理机构报销医药费用或在村卫生室就诊后直接报销医药费用时，本着知情自愿的原则，用报销所得的费用向所在镇合作医疗管理机构或村卫生室预缴该户次年参加合作医疗资金的制度（见图4-1）。截止到2007年，全国有江苏、山东、河南、安徽、湖南、湖北、云南、贵州、青海、浙江、广东、广西、海南、内蒙古、陕西、江西、黑龙河、重庆等18个省、自治区、直辖市，130多个地区（市）、县（市）实行滚动筹资，其中6个省（市）以发文的形式，要求全面推行滚动筹资。滚动筹资的特点是：改变了筹资环境，即变上门收费为服务现场收费；改变了收费主体，即变政府收费为经办机构收费；改变了收费方式，即变每年一次性集中收费为常年连续性收费；改变了收费方向，即变乡村干部下去收费为受益农村居民上来交费（王靖元，2007）。该模式简化了筹资程序，减轻了乡村干部的筹资任务，降低了筹资成本。根据粗略的估算，新的筹资方式在赣榆县每年需要 40 万元左右的费用，较传统模式可以节约 75% 左右的成本（王靖元等，2005）。但是其缺点也是明显的：许多农村居民在当年不会发生就医的行为，不涉及医疗费用报销的问题，这时采取滚动筹资就比较困难，还需要采取其他方式缴纳参合费；还有一些农户虽然涉及报销费用，但是当年的报销费用不足以缴纳参合费，差额部分还需要通过其他方式再次缴纳补齐；滚动筹资模式的大量工作要由村卫生室人员完成，参合人员信息的登记上报、参合费用的上交等，村卫生室人员的工作积极性和工作质量直接决定了该筹资模式的运行效果。后期赣榆县针对这些问题将筹资模式进行了完善和调整，将常年连续性滚动筹资与一次性收缴尾款相结合，即对当年底没有预缴齐的少数农户（约占 15%），在合作医疗运行年度的最后一个季度开展尾款（次年参合资金尚缺部分）收缴工作，分情况对待，对当年预缴资金达 80% 以上的尚缺零星资金的农户，通过做工作动员参合农村居民在镇合管办和村卫生室报销时将尾款一次性缴齐，或在免费体检时或随时自愿主动缴纳尾款，对预缴资金半数以上的可在下半年度顺延 1~3 个月直至预缴齐为止，对预缴资金半数以下的和未预缴的极少数农户，可在年底由镇村干部和卫生人员入户收缴。

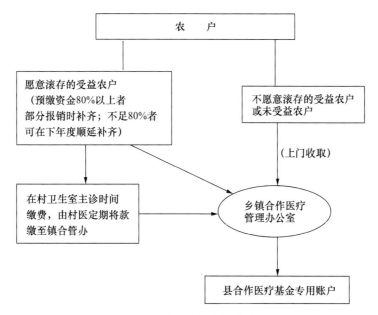

图4-1　滚动式筹资操作流程

资料来源：汪时东等. 新型农村合作医疗滚存式个人筹资方式研究 [J]. 中国卫生经济，2007.

（4）农村信用社存款扣缴的委托筹资模式。该模式最初在浙江衢州开化县实行，主要是利用农村信用社网络，在扣缴参合资金时，委托农村信用社代扣合作医疗缴费，由农户与当地信用社签订新型农村合作医疗委托代扣缴费协议书，在农户的个人存款中扣缴参合资金的缴费制度。开化县2003年试点新型农村合作医疗时，主要通过乡（镇）驻村干部、村会计及驻村医生统一收缴，由于工作量大，容易造成差错，为了改变这种不足，开始试行信用社委托筹资模式，该模式能得到推行，主要是因为开化县所有乡镇均有农村信用社，125个行政村还设有信用站，有90%以上的农户为方便缴纳电费、有线电视费或存贷款，在信用社开设了账户，极大地方便了该筹资方式的运行。健全的信用社网络体系、农村居民与信用社密切的关系为建立委托信用社代扣缴费制度创造了良好的条件（朱曙升等，2004）。湖南省西北部的湘西土家族苗族自治州2010年开始实行该筹资模式，具体做法：农户与政府自愿签订参加新型农村合作医疗协议书；农户与农村信用联社自愿签订委托代缴参合资金的委托书；农村信用联社在得到农户代缴参合资金的委托书和相关资料后，从代理农户储蓄或结算账户中划转参合资金到县新型农村合作医疗基金专户（李琼等，2011）（见图4-2）。这种筹资方式相对便捷，简化了筹资程序，减轻了筹资工作量，提高了筹资效率，充分尊重农村居民意愿，降低了筹资难度，由专门机构统一办理筹资加强了对基金的管理，但是这种方式比较适合金融服务网络比较健全、农村居民在信用社有存款、利用金融服务频繁的经济发达地区；相反，如果信用社分布较少、开设账户农村居民比例偏低、农村居民利用金融服务频率较低的地区，该模式的运行将面临较大的困难。该模式的另一个不足是无法保证所有的农户都能在信用社有账户，即使有账户，也可能存在存款余额不足或不愿意利用该模式的问题，导致该筹资模式难以全面满足农户的需求，可能会影响筹资的效率，仍然需要采取上门收取的筹资方式筹集这部分农户的参合费。例如，2004年开化县签订委托代扣协议的农户为23310户，占开化县参合农户的35%，仍然有许多农户无法通过这种模式进行筹资。

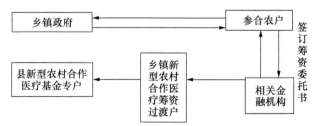

图4-2　湘西自治州新型农村合作医疗协议委托式筹资方式具体流程

资料来源：李琼，李湘玲．西部民族地区新型农村合作医疗委托筹资方式实践探索——以湘西土家族苗族自治州为例［J］．甘肃社会科学，2011．

（5）涉农补贴扣缴（协议委托筹资）筹资模式。这种筹资方式与 2003 年以来国家对农村居民提供的各种涉农补贴发放工作结合起来，通过从政府涉农补贴中直接代扣农村居民参合费进行资金的筹集。调查显示，宜章县针对原有上门筹资存在的工作量大、成本高、乡村两级压力大的问题，在充分尊重农村居民意愿的前提下，从 2009 年开始正式实施协议筹资方式，通过乡镇政府与农户签订为期五年（2010～2014 年）的参合协议书，农户同时签订委托信用社代收代缴参合资金的委托书，信用社根据委托书逐年逐户从国家下拨农户的粮食直补款账户代收代缴农户下年度参合资金，代收代缴完成后，将代收代缴情况公示到村，接受群众监督，并收集错误信息，及时修正，对粮食直补不足缴纳参合金的农户，直接收取现金，通过大量的宣传动员，农村居民逐渐接受了这种新的筹资模式。赤水市从 2011 年开始探索这种筹资方式，即采取签订协议的方式，农村居民自愿从财政惠农补贴"一卡通"存折划转缴纳新型农村合作医疗个人参合资金，可有效缓解外出务工农村居民数量多和缴费标准提高以后筹资成本高的问题。有些地方早在 2006 年就开始实施这种筹资模式，例如，安徽省东至县从 2006 年开始也推行了涉农补贴扣缴的筹资模式，2005 年 11 月，出台了《东至县新型农村合作医疗筹资方案》，实行农村居民自愿，各乡镇政府、信用社和农户 3 方签订协议，以委托各乡镇信用社从政府涉农补贴中统一代收农村居民参合资金为主、其他方式为辅的筹资方式。东至县协议委托筹资的基本流程主要包括三个步骤：

第一步，成立组织，宣传动员。各乡镇召开筹资动员会，成立筹资领导小组，各村成立筹资工作组，鉴于乡村医生队伍庞大，且乡村医生熟悉政策且与农村居民打交道比较多，宣传政策具有优势，各村组将乡村医生吸纳为工作组成员。县直有关部门和各乡镇利用各种媒体宣传新型农村合作医疗政策，工作组上门进行动员。

第二步，签订协议与委托书。在农村居民自愿的前提下，政府与农户签订《新型农村合作医疗个人缴费协议书》，作为农村居民参加新型农村合作医疗并自愿缴纳参合资金的依据，协议书由县合医办提供，一式 3 份，1 份留农户保存，1 份报乡镇政府（合管站），1 份交乡镇信用社，协议书有效期 3 年，参合农户解除协议应在每年的 10 月底之前提出申请；农村居民与信用社签订《新型农村合作医疗农户缴费委托书》，作为参合农村居民委托信用社从涉农补贴中代缴参合资金的依据；由乡镇政府与信用社签订《乡镇政府委托信用社代收委托书》，作为乡镇政府委托信用社代收农村居民参合资金的依据。协议书和委托书作为结算参合资金的原始凭证，对愿意参合但不愿协议委托筹资的农户和无涉农资金补贴或人均补贴不足参合资金的农户，采用缴纳现金的方式。对外出务工的农户，可电话联系户主，凡愿意参合者，可委托他人代其签订协议，协议书上附注联系人姓名及联系时间。

第三步，各信用社统一代收农村居民参合资金。各乡镇信用社凭上述协议书和委托书，从参合农村居民涉农补贴资金账户上代收参合资金，给农村居民开具县财政局统一印制的收据，同时在农村居民涉农卡上注明资金去向，将此笔资金划入乡镇新型农村合作医疗基金过渡账户。各乡镇信用社代收的参合资金，由各乡镇财政所及时从乡镇新型农村合作医疗基金过渡账户汇缴到县新型农村合作医疗基金账户（秦其荣等，2007）。该筹资模式可以避免挨家挨户开展筹资的烦琐工作，减少筹资工作成本，也极大地提高了筹资效率，为农村居民参合缴费提供了极大的便利，特别是方便了外出打工者进行新型农村合作医疗的缴费，这种筹资模式同时还可以更大规模地实现筹资，提高筹资覆盖面。调查显示，宜章县黄沙镇大元村村民李建军说"过去在外打工，每年缴费都是村干部或亲戚提醒，过时就不行了。现在好了，协议一签5年，不用为参合的事担心了"。但是该模式也存在明显的缺点，虽然在广大农村地区大部分农村居民都能享受国家的涉农补贴，但是由于各种特殊原因，仍然有部分农村居民无法享受相关补贴，针对这部分人，该筹资模式显然不合适。另外，该筹资模式直接抵扣参合费的做法容易使农村居民产生反感情绪，有强制参合的嫌疑，在实际操作中也容易走偏。

不同筹资方式的筹资成本存在很大差异。周绿林等（2012）通过对江苏省部分地区筹资模式的研究发现，人均筹资成本最低的是滚动式筹资方式（人均筹资成本不足1元）；次之是"三定"筹资方式（人均筹资成本1元左右），即农村居民主动上缴参合费的筹资方式，人均筹资成本较高的是村干部上门收缴方式（人均筹资成本2元左右）。潘小炎等（2009）对田阳县调查发现，该县采取的就是走村串户、入户收费的筹资方式，县、乡、村各级都有负责筹资的人员，完成各自承担的筹资任务少则数月，多则半年，耗费了大量的人力、物力和财力用于人员补助、会议、资料、宣传、通信和交通等项，如此高的筹资成本，是经济欠发达地区的财政所无法承受的，直接影响到新型农村合作医疗的可持续发展。赵立飞（2006）对桐庐县的调查研究结果显示，该县采取上门收取的筹资方式，每年乡财政、村委会用于合作医疗宣传、动员、筹资的总费用近60万元，2006年应参加人数为31.47万人，实际参加29.43万人，人均筹资成本达到2元以上。李琼等（2011）对湘西自治州古丈县的调查，2010年以前，古丈县对农村居民进行个人筹资时实行村干部上门收取的筹资方式，县政府投入了大量的人力、物力和财力，筹资直接成本占个人筹资总额的19%，古丈县在湘西是出了名的穷县，农村居民人均收入低，县财政收入极其有限，如此高的筹资成本势必影响新型农村合作医疗制度的可持续发展。闫茵（2009）对甘肃5县进行的调研，各县筹资方式普遍采用基层干部上门收缴、乡镇财税所归集、再统一上缴县财政新型农村合作医疗基金专户的方式，研究结果显示，这种筹资方式耗力大，成本高，灵台、庆城、皋兰3县筹资成本呈现逐年递增趋势，而且增幅较大；2005～2007年山丹县人均筹资成本超过1元；2005～2007年瓜州县人均筹资成本较高，均超过2元（见表4-1）。

表4-1 2005～2007年5个试点县筹资成本

年份	项目	山丹县	灵台县	瓜州县	庆城县	皋兰县	合计
2005	筹资支出（万元）	16.24	8.00	12.92	9.98	7.00	54.14
	参合人数（万人）	13.53	17.73	6.01	20.57	12.98	70.82
	筹资成本（元）	1.20	0.45	2.15	0.49	0.54	0.76
2006	筹资支出（万元）	15.00	8.00	12.72	10.21	8.00	53.93
	参合人数（万人）	13.63	16.99	6.12	20.73	12.79	70.26
	筹资成本（元）	1.10	0.47	2.08	0.49	0.63	0.77
2007	筹资支出（万元）	14.94	27.15	13.08	14.92	19.80	89.89
	参合人数（万人）	13.68	17.82	6.29	21.79	13.30	72.88
	筹资成本（元）	1.09	1.52	2.08	0.68	1.49	1.23

注：筹资成本＝总支出/参合人数。

资料来源：闫茵. 甘肃新型农村合作医疗试点筹资机制年度运行分析［J］. 开发研究，2009.

不同筹资方式的资金安全性也存在明显差异。乡村干部主动上门收缴一般需要的筹资时间也较长，因为农村居民外出等原因都会导致无法在短时间内收缴完毕，再加上当地为了达到较高的参合率，也不会轻易在短时间结束筹资工作，参合资金无法在短时间内进入新型农村合作医疗基金财政专户，随着时间的延长，参合资金的安全性存在很大风险，容易出现资金被挪用、截留等现象。例如，潘小炎等（2009）对田阳县的调查发现，由于各种原因，个别村干部违规操作，搞"捆绑"、"搭车"收费和各种垫资，有的甚至截留、挪用农村居民参合资金，致使个人筹资不能及时足额上缴县合管办，直接影响到各级财政补助资金的及时到位。滚动式筹资模式虽然减少了中间环节，但是筹资时间跨度太长，参合资金在集中一段时候后再上缴专用专户，资金的安全性不高，处于一般水平。新型农村合作医疗定点医疗机构代收、农村居民个人主动上缴等筹资模式，由于能及时将参合资金转入专用账户，资金的安全性相对较高。农村信用社存款扣缴的委托筹资模式和涉农补贴扣缴（协议委托）筹资模式，资金安全性最高。

不同筹资方式的筹资效率存在明显差异。上门筹资的方式需要动用大量的工作人员上门筹资，工作量相对较大，持续的时间也较长，筹资效率相对偏低；三种筹资模式都规定了具体的筹资时间，而且各地在执行过程中都考虑了当地的实际情况，例如，大部分地方考虑到外出打工者平时不方便缴费而把缴费时间一般定在年底或年初，这段时间正是打工者返乡在家的时间，这使得筹资能比较集中地在短期内完成，筹资效率相对较高；滚动式筹资期限跨度较长，筹资效率不高；农村信用社存款扣缴的委托筹资模式和涉农补贴扣缴（协议委托）筹资模式的筹资效率相对较高。

不同筹资方式的筹集期和筹集周期也存在差异。参合费的筹集期和筹集周期也是新型农村合作医疗筹资方式的重要组成部分，筹集期主要是指参合费筹集的具体时间期限，而筹集周期是指参合费的筹集周期，即每隔多长时间筹集一次参合费。现阶段，我国新型农村合作医疗的筹集周期都是一年，一年一缴费。而基金筹集期在不同地区存在一定的差异，主要有以下几种类型：

（1）大多数地区一直沿用第一期合作医疗的筹集期间，即采用试点起始日后的一定期间作为固定的基金筹集期间。

（2）相当一部分试点地区采用每年年初的一定期间作为筹集期间。将新型农村合作医疗的受益期间与公历年度相统一。同时，也考虑到了与基金核算的会计年度相一致。

（3）另有一部分地区则采用以年末的一定期间作为基金筹集期间，将次年的公历年度定为基金的实际受益期。

（4）还有一些试点地区，出于提高新型农村合作医疗参合率的考虑，结合本地区的具体情况，在年中某段农村居民收入比较集中或当地农村居民集中返乡的时间筹集基金。例如，浙江省嘉兴地区普遍采用蚕桑收获季节、温州一部分侨乡以春节作为筹资期等，对调动参合农村居民的积极性、扩大新型农村合作医疗的覆盖面、适当分散乡村基层干部的工作量都有积极的意义（冯晓，2006）。开化县考虑到6~7月正是农忙时节，加之全县有近7万农村居民除过年之外长期在外务工等因素，2003年底将农村居民参加合作医疗的缴费时间调整为每年第一季度，实行全年参合资金一次性缴纳的做法。

总体上，相比其他筹资模式，农村居民主动上缴参合费的筹资模式、农村信用社存款扣缴的委托筹资模式和涉农补贴扣缴（协议委托）筹资模式是比较符合当前实际以及新型农村合作医疗政策内涵的三种筹资模式，体现出明显的优势，也具有可持续性。这三种筹资模式的筹资成本相对不高，筹资时间相对较短，参合资金的安全性较高，具有非常重要的推广价值。这三种筹资模式体现了农村居民自愿参合的基本原则，也有助于进一步提高农村居民参合积极性和主动性，养成由被动接受到主动参与的行为习惯。随着参合率的不断提高，参合人数不断增加，如何降低筹资成本是当前新型农村合作医疗发展中的一个重点，现阶段，这三种筹资模式体现出明显的优势。目前，样本县（市、区）都在积极对原有的筹资模式进行调整，开始逐渐采用协议筹资等模式，甚至还有一些地方采取了更加灵活的方式，多种筹资方式并存。例如，荣昌县就明确提出可以采取集中收取、协议代扣等多种方式进行筹资。从现阶段农村居民个人的筹资费方式来看，科学性正在不断提高，表现在筹资成本、筹资效率、资金的安全性、筹资的便捷性等各个方面。

二、中央财政的筹资方式

新型农村合作医疗试点以来，中央财政的筹资顺序是自下而上的，即中央政府出资是以地方政府出资为基础的。例如，山西省2004年出台的《山西省新型农村合作医疗制度管理办法》明确规定：农村合作医疗基金中农村居民个人缴费及乡村集体经济组织的扶持资金，按年度由农村合作医疗经办机构或委托有关部门一次性收缴，于每年8月底前存入农村合作医疗基金专用账户；市、县级财政根据参加新型农村合作医疗的实际人数，于9月底前将补助资金划拨到县级合作医疗基金专用账户；省级财政根据各地区参加新型农村合作医疗的实际人数和各级财政补助资金到位情况，将补助资金逐级划拨到县级合作医疗基金专用账户，并向中央财政申报补助资金。从文件规定的操作来看，首先保证参合农村居民足额缴费，其次市、县财政财政根据参合人数划拨补助资金，再次省级财政根据参合人数和市、县级财政补助资金到位情况划拨补助资金，最后再根据参合人数和地方各级财政的补助资金到位情况申请中央补助资金。由于中央财政补助资金的拨付是以地方各级财政的补助资金到位为前提的，因此，中央财政补助资金的到位时间一般比较滞后，而新型农村合作医疗的报销却是在整个年度都会发生，这样的财政资金拨付方式，给新型农村合作医疗的补偿工作带来了一定的难度。内蒙古2003年出台的《内蒙古自治区新型农村牧区合作医疗管理暂行办法》规定，农牧民个人缴费和苏木乡镇集体经济组织的扶持资金，由苏木乡镇设立的派出机构（人员）或委托机构，负责按年汇集缴入旗县合作医疗基金专户；盟市、旗县财政根据参加合作医疗实际人数，分别将政府支持资金按时足额划拨旗县合作医疗管理基金专用账户；中央和内蒙古自治区财政补助旗（县）合作医疗的专项资金，由内蒙古自治区财政根据各地区实际参加人数和各级人民政府支持资金到位情况核定，及时划拨盟市级财政。

从2007年开始，中央财政采取"当年全额预拨、次年据实结算、差额多退少补"的办法，以每年1月1日至12月31日为一个运行年度，按年与省级财政结算中央财政补助资金。但是，新型农村合作医疗仍然坚持自下而上的筹资顺序，国家财政按照农村居民人头预拨新型农村合作医疗补助资金仍然是以农村居民个人缴费和地方财政补助资金确实足额到位为前提①。

2010年中央再次调整中央财政补助拨付方式，改变了筹资顺序，中央财政首先根据上年筹资情况下达补助资金预算。财政部、原卫生部2010年出台《关于调整中央财政新型农村合作医疗补助资金拨付办法有关问题的通知》（财社〔2010〕46号），明确提出，每年1月底前，根据上年对各省（自治区、直辖市、计划单列市）新型农村合作医疗补助资金的70%下达当年补助资金预算。6月底前，中央财政根据省级卫生、财政等部门报送的截至2月底参加当年新型农村合作医疗的人数和当年中央财政补助标准，核定当年中央财政应补助资金，扣除已拨付资金后，将剩余的应补助资金一次性拨付到省级财政。次年6月底前，中央财政根据各省（自治区、直辖市、计划单列市）3月底上报的经专员办审核的截至上年2月底参加上年新型农村合作医疗的人数、上年度各级财政补助资金到位情况，在拨付当年补助资金的同时，结算上年中央财政补助资金。各地按照上述文件精神积极落实，例如，山西省从2010年开始，中央财政和省级财政补助资金采取"当年全额预拨、次年据实结算"的办法。以每年1月1日至12月31日为一个运行年度，按年与市、县两级财政结算中央和省级财政补助资金。上年11月15日前省级财政按不低于上年新型农村合作医疗中央补助资金的70%提前下达当年补助资金预算，每年2月底前、4月底前，省级财政分别按上年补助资金的50%、20%预拨中央补助资金，6月底前，省级财政根据市级财政、卫生部门上报的截至2月底实际参加新型农村合作医疗人数和当年中央财政补助标准，将剩余的补助资金一次性拨付。现实中，中央财政的补助资金实行分批拨付。例如，湖南省根据国务院要求，2011年新型农村合作医疗财政补助标准提高到每人200元，其中，中央财政对湖南省参合农村居民补助标准提高到每人108元，根据各市（州、县、区）上报的2011年参加新型农村合作医疗农村居民人数，中央财政应拨付543377.99万元，中央财政分三批拨付补助资金，其中，第一批预拨206282万元，第二批于2011年3月拨付165025万元，第三批于2011年7月拨付172071万元。

---

① 2007年《关于调整中央财政新型农村合作医疗制度补助资金拨付办法有关问题的通知》明确提出，地方各级财政、原卫生部门应严格按照有关规定，实事求是地及时上报申请中央财政补助资金有关材料，对按时上报、材料齐备的省（自治区、直辖市），经原卫生部、财政部审核参合农村居民人数、农村居民个人缴费和地方财政补助资金确实足额到位后，于上半年将中央财政补助资金拨付地方。对未按时上报、材料不齐备的省（自治区、直辖市），在进一步补充有关情况后再审核拨付中央财政补助资金。对故意虚报参加合作医疗人数和地方各级财政补助资金到位情况骗取上级补助资金以及逾期不报的，除按规定追究有关单位和人员的责任外，财政部、原卫生部在核定中央财政补助资金时将据实扣减。

三、地方财政的筹资方式

新型农村合作医疗实施以来，各级财政的筹资方式基本坚持"自下而上"的筹资顺序，即县级财政根据实际缴纳参合费用的农村居民人数即参合人数来确定并划拨财政专项补助资金，市级财政是根据县级财政专项补助到位情况划拨专项补助资金，省级财政是根据市、县两级财政专项补助资金到位情况划拨专项补助资金，各级地方财政按照参合人数依次配套。

2007 年调整中央财政补助拨付方式后，地方各级财政的拨付方式也随之进行了微调，但是具体的调整由省级政府决定，从实际执行情况来看，各级地方财政的补助资金拨付仍然是以下级财政补助资金的到位为前提，筹资顺序并没有改变。财政部关于印发《新型农村合作医疗补助资金国库集中支付管理暂行办法》的通知明确提出，下级财政承担的新型农村合作医疗补助资金，原则上要先于上级财政支付到位，在确保满足新型农村合作医疗基金支付需要的前提下，省级财政向市县财政社保专户、市级财政向同级或县级财政社保专户以及县级财政向同级财政或市级财政社保专户拨付本级财政承担的新型农村合作医疗补助资金的具体时间，由省级财政部门确定。

2008 年财政部、原卫生部再次联合发文，《关于调整中央财政新型农村合作医疗补助资金拨付办法有关问题的通知》（财社〔2008〕321 号），对财政补助资金的拨付办法进行调整。各地也随之做出了政策调整。例如，山西省从 2009 年开始，根据相关政策精神，对省级财政采取"当年预拨、当年结算"的办法，具体操作程序如下：

（1）预拨。每年 3 月底前，省级财政根据上年对各市新型农村合作医疗补助资金的 80% 预拨当年补助资金。

（2）结算。从 2009 年开始，省级财政分别于 5 月、9 月底前，根据当年补助标准、各市上报截至 2 月底参加当年新型农村合作医疗的人数以及市、县财政补助资金到位率，对预拨的补助资金进行结算，多退少补。市、县财政当年补助资金于 3 月底前足额拨付到位。针对资金无法到位的情况，提出了明确的要求：如因市、县财政补助资金到位率未达到 10%，影响中央财政不能足额拨付补助资金的，由市、县财政予以补足，以保证新型农村合作医疗资金的完整性。

2010 年随着中央财政补助资金拨付方式的再次调整，地方财政也都相继出台文件进行调整。例如，山西省财政厅、山西省卫生厅出台的《关于调整新型农村合作医疗财政补助资金拨付办法有关问题的通知》（晋财社〔2010〕250 号）明确规定：县级财政要根据截至每年 2 月底实际参合人数和当年县级财政补助标准，3 月 10 日前将县级财政补助资金足额拨付到位；参合农村居民个人缴费期原则上截至当年 12 月底，对外出务工等流动农村居民可延期到次年 2 月底；市级财政要根据县级上报的截至 2 月底实际参合人数和当年市级补助标准及县级财政补助到位情况，3 月底前，将市级财政补助资金足额拨付到位；上年 11 月 15 日前省级财政按不低于上年新型农村合作医疗省级补助资金的 70% 提前下达当年补助资金预算，省级财政根据市级财政、原卫生部门上报的截至 2 月底实际参合人数和当年省级财政补助标准，3 月底前将省级补助资金一次性下达；次年 3 月底前，省财政厅根据审核确定的上年参合人数和市县两级财政补助资金到位情况，在拨付当年补助资金的同时，结算上年省级财政补助资金。湖北省从 2010 年起，省财政比照中央的做法，对省级新型农村合作医疗补助资金采取"当年预拨，次年据实结算"的办法，以每年 1 月 1 日至 12 月 31 日为一个运行年度，按年与各地财政结算补助资金，当年按各地上报的截至 2 月底参加新型农村合作医疗的人数和当年省级财政补助标准，一次性拨付到各地。次年，根据财政部审核认可的上年度参合人数，在拨付当年补助资金时，结算上年度省级补助资金。各市、州、县（市、区）财政部门在每年一季度，至少将本级财政应安排补助资金的 50% 拨付到位，剩余资金在当年 7 月底前全部拨付到位。

从中央财政和地方财政的筹资方式来看，目前采取的"当年预拨，次年据实结算"筹资方式体现出更大的科学性，有利于保证财政补助资金的及时到位，有利于保证新型农村合作医疗补偿工作的正常开展，极大地提高了新型农村合作医疗的可持续发展水平。

第二节　中西部地区新型农村合作医疗筹资水平

我国新型农村合作医疗实行个人缴费、集体支持和政府资助相结合的筹资机制。新型农村合作医疗实施之初即规定农村居民个人每年的缴费标准不应低于 10 元，经济条件好的地区可相应提高缴费标准。从 2003 年起中央对中西部地区除市区以外的参合农村居民平均每年每人补助 10 元，中西部地区各级财政对参合农村居民的资助总额不低于每年每人 10 元，东部地区各级财政对参合农村居民的资助总额应争取达到 20 元。从 2006 年开始政府多次提高新型农村合作医疗筹资标准，特别是中央财政和地方财政的补助标准大幅度提高，个人筹资标准也相应提高，总体上，新型农村合作医疗的筹资标准在逐年提高。

一、全国新型农村合作医疗筹资水平不断提高

2003 年新型农村合作医疗试点以来，国家已经连续多次提高筹资标准。

2006 年第一次调整筹资标准，规定从 2006 年起，中央财政对中西部地区除市区以外的参合农村居民由每年每人补助 10 元提高到 20 元，地方财政也要相应增加10 元，农村居民个人缴费标准暂不提高，仍为 10 元。中央财政将东部地区部分省份纳入补助范围，地方财政也加大了补助力度，人均筹资标准提高到 50 元以上。2008 年中央和地方各级财政以及农村居民个人又进一步提高了筹资标准，人均达到 100 元以上，筹资额也进一步提高。2010 年和 2011 年又连续提高新型农村合作医疗筹资标准，分别达到 150 元以上和 250 元以上。虽然相关政策规定了具体的最低筹资标准，但是并没有强制要求所有地区都必须一步到位，允许财政困难地区可以根据具体实际分两年到位，所以在实践中，不同地区执行的具体筹资标准可能会低于国家相关政策规定的最低筹资标准，当然一些财政富裕地区执行的具体筹资标准也可能会明显高于国家相关政策规定的最低筹资标准。例如，湖南省宜章县 2007 年执行的筹资标准为 50 元，2008 年的筹资标准为 80 元，2009 为 100 元，2010 年为 140 元，2011 年为 230 元。

从全国实际筹资情况来看，随着政策要求的筹资标准的不断提高，实际筹资规模也随之不断提高。当年筹资总额从 2004 年的 40.3 亿元，提高到 2006 年的213.6 亿元，2008 年进一步提高到 785.0 亿元，2009 年达到 944.4 亿元，2012 年又进一步提高到 2484.70 亿元，2014 年已经达到 3025.28 亿元。全国人均筹资额 2004年为 50.4 元，2006 年提高到 52.1 元，已经超过 50 元的最低筹资标准，2008 年又进一步提高到 96.3 元，2009 年提高到 113.4 元，超过 100 元的最低筹资标准，2012年又进一步提高到 308.5 元，2014 年提高到 410.9 元（见图 4－3）。

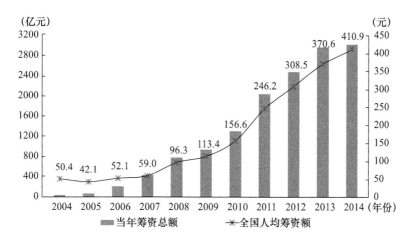

图 4－3　2004～2014 年全国新型农村合作医疗年度筹资额

注：该数据是指当年筹资额，不包括上年结转。

资料来源：《中国统计年鉴》（历年）。

二、中西部地区新型农村合作医疗筹资水平和基金规模不断扩大

中西部地区和全国筹资情况一样，随着筹资标准的不断提高，筹资水平和基金规模也在不断扩大。数据显示，西部地区 2004 年新型农村合作医疗基金总额为 7.8 亿元，2006 年达到 53.97 亿元，2008 年达到 277.64 亿元，2009 年达到 368.31 亿元，2011 年达到 772.16 亿元，基金规模不断扩大。西部地区基金额占全国基金总额的比重也在不断提高，2004 年西部地区基金额占全国基金总额的比重为 19.44%，2005 年略有下降，2006 年提高到 22.04%，2007 年提高到 27.22%，2009 年进一步达到 30.09%，2011 年达到 31.67%（见图 4-4）。这意味着，总体上西部地区基金额的增长速度要明显快于全国基金总额的增长速度。

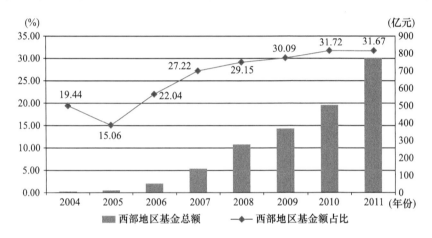

图 4-4 2004~2011 年西部地区新型农村合作医疗筹资情况

注：该数据是指基金总额，包括上年结转。

资料来源：《新型农村合作医疗信息统计手册》。

中部地区 2004 年新型农村合作医疗基金总额为 11.8 亿元，2006 年达到 62.11 亿元，2008 年达到 344.84 亿元，2009 年达到 440.59 亿元，2011 年达到 963.89 亿元，基金规模不断扩大。中部地区基金额占全国基金总额的比重也在不断提高，2004 年中部地区基金额占全国基金总额的比重为 29.40%，2005 年出现下降，2006 年提高到 25.36%，2007 年提高到 32.58%，2009 年进一步达到 36.00%，2011 年达到 39.53%（见图 4-5）。近年来，中部地区基金额的增长速度也要快于全国基金总额的增长速度。

样本地区的统计数据显示，近年来，新型农村合作医疗筹资标准按照中央要求不断提高，筹资规模也相应呈现不断扩大的趋势。赤水市相关政策规定，2007 年人均筹资水平为 50 元，2008 年为 90 元，2009 年为 100 元，相应地，筹资总额

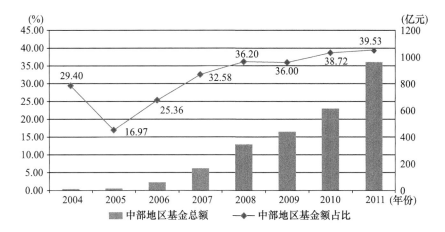

图 4 – 5 2004 ~ 2011 年中部地区新型农村合作医疗筹资情况

注：该数据是指基金总额，包括上年结转。

资料来源：《新型农村合作医疗信息统计手册》。

2007 年达到 1062.47 万元，2009 年筹资总额已经达到 2219.35 万元。宜章县相关政策规定，2007 年人均筹资水平为 50 元，2008 年人均筹资水平为 80 元，2009 年人均筹资水平为 100 元。相应地，筹资总额也从 2007 年的 1726.27 万元提高到 2009 年的 3779.83 万元。2016 年，新型农村合作医疗农村居民个人缴费标准在 2015 年的基础上提高 30 元，为每人每年 120 元。望城县相关政策规定，2007 年人均筹资 50 元，2008 年人均筹资标准提高到了 80 元，2009 年筹资标准提高到人均 100 元。相应地，筹资总额从 2007 年的 2811.73 万元提高到 2009 年的 4181.77 万元（见表 4 – 2）。2016 年城乡居民医保个人缴费标准为 120 元。甘谷县 2009 年筹资标准为 100 元，筹资总额从 2007 年的 2371.92 万元，提高到 2009 年的 4801.61 万元。武山县 2008 年筹资标准为 100 元，筹资总额从 2008 年的 3330.48 万元提高到 2009 年的 3797.43 万元（见表 4 – 2）。2016 年新型农村合作医疗人均筹资标准从 2015 年的 470 元调整到 530 元（其中中央财政补助 292 元，省级财政补助 108 元，市级财政补助 4 元，县级财政补助 6 元，农村居民个人参合缴费 120 元），其中人均提取 30 元用于大病保险。

表 4 – 2 样本地区新型农村合作医疗筹资情况

地区	筹资标准（元）			筹资总额（万元）		
	2007	2008	2009	2007	2008	2009
赤水市	50	90	100	1062.47	2004.11	2219.35
宜章县	50	80	100	1726.27	3188.25	3779.83

续表

地区	筹资标准（元）			筹资总额（万元）		
	2007	2008	2009	2007	2008	2009
望城县	50	80	100	2811.73	4235.97	4181.77
甘谷县	50	90	100	2371.92	4494.50	4801.61
武山县	50	100	100	—	3330.48	3797.43
友谊县	50	80	100	63.14	99.03	310.90
中阳县	50	100	100	—	748.61	870.23
柳林县	50	100	100	—	2161.36	2374.46
四子王旗	50	90	100	646.00	1182.69	1259.75
荣昌县	50	90	100	2593.48	5046.43	6052.03

三、中西部新型农村合作医疗人均筹资水平地区差异较小

2006 年以来，国家连续提高筹资标准，而且都规定了具体的数额，该标准是中央对地方的最低筹资要求，各地根据具体实际可以提高筹资标准，但是从现实的情况来看，中西部地区由于财力和农村居民收入水平的制约，人均筹资水平都不高，刚刚达到了相关政策要求的水平，各地之间的差异也相对较小，筹资水平比较接近。从各地实际的筹资水平来看，除了西藏、新疆和海南，其他地区 2009 年人均筹资额都为 100～110 元，省份之间的筹资水平并不存在明显的地区差异（见图 4-6），筹资的地区公平性相对较高，这对保障农村居民获得相对公平的基本医疗保障奠定了坚实的筹资基础。到 2014 年，人均筹资额大幅度提高，均超过 350 元，有些地区更高，例如甘肃、重庆、宁夏，人均筹资额已经达到或超过 500 元，除了这三个省（自治区），其他地区之间的筹资水平并不存在明显的差异（见图 4-7）。

四、新型农村合作医疗筹资标准的确定及调整主要依赖于政府决策，科学的筹资标准及调整机制还没有建立

新型农村合作医疗自 2003 年开始试点以来，中西部地区人均筹资标准经过多次调整，从人均 30 元提高到 2011 年的人均 250 元，2012 年进一步达到人均 300 元。新型农村合作医疗筹资标准的每一次调整都是以国务院相关部门出台的政策文件为依据，通过出台政策文件的形式实现筹资标准的提高（见表 4-3、表 4-4）。

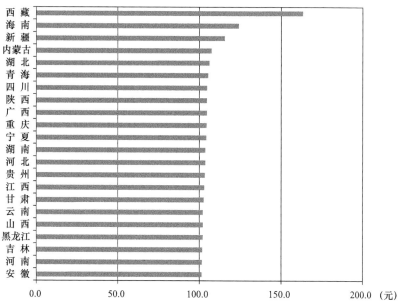

图 4-6　2009 年中西部各地区人均筹资额

资料来源:《中国统计年鉴》(2010)。

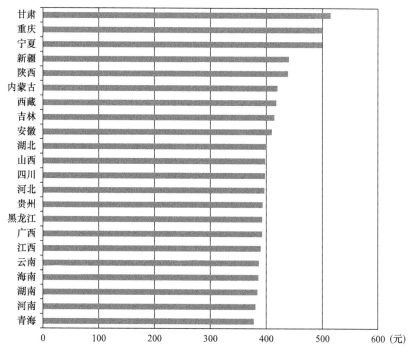

图 4-7　2014 年中西部各地区人均筹资额

资料来源:《中国统计年鉴》(2015)。

表 4 - 3　2003 年以来涉及调整新型农村合作医疗筹资标准的相关政策文件

年份	政策文件
2006	原卫生部等 7 部委局《关于加快推进新型农村合作医疗试点工作的通知》
2008	原卫生部、财政部《关于做好 2008 年新型农村合作医疗工作的通知》
2009	原卫生部等 5 部委《关于巩固和发展新型农村合作医疗制度的意见》
2011	原卫生部等 3 部门《关于做好 2011 年新型农村合作医疗有关工作的通知》
2012	原卫生部等 3 部门《关于做好 2012 年新型农村合作医疗工作的通知》
2013	国家卫生计生委、财政部《关于做好 2013 年新型农村合作医疗工作的通知》
2014	国家卫生计生委《2013 年新型农村合作医疗进展情况及 2014 年工作重点》
2014	国家卫生计生委办公厅《关于做好新型农村合作医疗几项重点工作的通知》
2014	《国家卫生计生委部署 2014 年新型农村合作医疗工作》
2015	国家卫生计生委《关于做好 2015 年新型农村合作医疗工作的通知》
2015	《关于修订城镇居民基本医疗保险和新型农村合作医疗中央财政补助资金拨付办法的通知》

表 4 - 4　国家相关政策规定的中西部地区新型农村合作医疗人均筹资标准

年份	人均筹资标准（元）	农村居民个人缴费标准（元）
2003	30	10
2006	50	10
2008	100	20
2010	150	30
2011	250	50
2012	300	60
2013	340	60
2014	410	90

　　注：上述筹资标准是国家相关政策文件原则上规定的最低筹资标准，实践中，相关政策也允许财政困难县分两年到位，所以各地实际执行的筹资标准不一定完全与上述标准相同。

　　2006 年原卫生部等 7 部委局出台《关于加快推进新型农村合作医疗试点工作的通知》明确规定，"从 2006 年起，中央财政对中西部地区除市区以外的参加新型农村合作医疗的农村居民由每人每年补助 10 元提高到 20 元，地方财政也要相应增加 10 元"，"农村居民个人缴费标准暂不提高"。2008 年原卫生部、财政部颁布《关于做好 2008 年新型农村合作医疗工作的通知》，明确提出，"从 2008 年开始，各级财政对参合农村居民的补助标准提高到每人每年 80 元，其中，中央财政对中西部地区参合农村居民按 40 元给予补助，地方财政也要相应提高补助标准，确有困难的地区可分两年到位。农村居民个人缴费由每人每年 10 元增加到 20 元，困难地区也可以分两年到位"。2009 年原卫生部等 5 部委《关于巩固和发展新型农村合作医疗制度的意见》明确提出，逐步提高筹资水平，完善筹资机制。2009 年，全国新型农村合作医疗筹资水平要达到每人每年 100 元，其中，中央财政对中西部地区参合农村居民按 40 元标准补助，对东部省份按照中西部地区的一定比例给予补助；地方财政补助标准要不低于 40 元，农村居民个人缴费增加到不低于 20 元。东部地区的人均筹资水平应不低于中西部地区。

2010 年开始，每年提高一次筹资标准。2010 年新型农村合作医疗筹资标准提高到每人每年 150 元，其中，中央财政对中西部地区参合农村居民按 60 元的标准补助，对东部省份按照中西部地区一定比例给予补助；地方财政补助标准相应提高到 60 元，确有困难的地区可分两年到位。农村居民个人缴费由每人每年 20 元增加到 30 元，困难地区可以分两年到位。2011 年原卫生部等 3 部门制定的《关于做好 2011 年新型农村合作医疗有关工作的通知》明确提出，2011 年起，各级财政对新型农村合作医疗的补助标准从每人每年 120 元提高到每人每年 200 元。其中，原有 120 元中央财政继续按照原有补助标准给予补助，新增 80 元中央财政对西部地区补助 80%，对中部地区补助 60%，对东部地区（含京津沪）按一定比例补助。确有困难的个别地区，地方财政负担的补助增加部分可分两年到位。原则上农村居民个人缴费提高到每人每年 50 元，困难地区可以分两年到位。2012 年原卫生部等 3 部门制定的《关于做好 2012 年新型农村合作医疗工作的通知》明确提出，2012 年起，各级财政对新型农村合作医疗的补助标准从每人每年 200 元提高到每人每年 240 元。其中，原有 200 元部分，中央财政继续按照原有补助标准给予补助，新增 40 元部分，中央财政对西部地区补助 80%，对中部地区补助 60%，对东部地区按一定比例补助。农村居民个人缴费原则上提高到每人每年 60 元，有困难的地区，个人缴费部分可分两年到位。2014 年相关文件提出，将各级财政对新型农村合作医疗的补助标准提高到 320 元，全国平均个人缴费标准达到 90 元左右。2015 年相关文件提出，各级财政对新型农村合作医疗的人均补助标准在 2014 年的基础上提高 60 元，达到 380 元，其中，中央财政对 120 元部分的补助标准不变，对 260 元部分按照西部地区 80%、中部地区 60% 的比例进行补助，对东部地区各省份分别按一定比例补助，农村居民个人缴费标准在 2014 年的基础上提高 30 元，全国平均个人缴费标准达到每人每年 120 元左右。

从以上分析可知，新型农村合作医疗筹资标准的确定和调整并不是按照财政收入和农村居民人均收入水平的提高而动态调整，也不是根据补偿水平的提高按照保险精算的方法进行相应的动态调整，完全依赖于政府出台的政策文件，依赖于政府决策，随意性较大，而不是依赖于科学的测算，缺乏科学的测算依据，目前，新型农村合作医疗的筹资标准，无论是 30 元的标准还是 100 元的标准，完全是国家政策的一种规定，而不是根据相关的要素进行科学规划和准确估算。新型农村合作医疗筹资标准的提高也缺乏合理的依据和理由，例如，2006 年筹资标准为何提高到 50 元，而不是 60 元，新型农村合作医疗的筹资标准并不是按照财政收入和农村居民人均收入水平的提高而动态调整，也不是根据补偿水平的提高按照保险精算的方法进行相应的动态调整，科学的筹资标准确定及调整机制尚未建立，随着新型农村合作医疗的不断发展，筹资水平的再次调整不可避免，如果没有一套科学的动态调整机制，新型农村合作医疗的可持续发展将受到影响。

农村居民个人筹资标准的频繁提高，给农村居民的心理产生了一定的负面影响，信任感会有所下降，进而影响农村居民的参合行为，也给基层政府的筹资工作增加难度，带来新的压力，使得本已简化的筹资工作变得更加复杂，需要花费更大的力量和时间进行政策宣传，这直接影响新型农村合作医疗制度的可持续发展。例如，宜章县从 2007 年开始实施新型农村合作医疗，截止到 2012 年已经实行了整整 6 年，但是在新型农村合作医疗实施第七个年头的 2013 年，在开展新型农村合作医疗筹资工作时，当地政府仍然花费了较大的力气组织筹资工作，当地相关文件明确指出，由于农村居民对筹资标准每年提高有很大顾虑和担心，相关部门要切实加强筹资工作的领导，大力开展新型农村合作医疗政策的解读宣传，充分利用会议、宣传栏、标语、宣传条幅或群众座谈会等形式，广泛宣传新型农村合作医疗的重大意义和新政策，提高农村居民参合的主动性和积极性。宜章县从 2010 年开始采用了协议筹资的模式，目的是简化筹资程序、降低筹资成本，但是由于筹资标准的频繁调整而且是频繁提高，使得筹资成本并没有明显降低，筹资程序并没有简化，仍然需要开展大量的政策宣传和组织动员，而且与刚刚启动实施新型农村合作医疗制度时的政策宣传相比，现阶段对农村居民开展政策宣传的难度明显更大。

第三节　中西部地区新型农村合作医疗筹资结构及特点

新型农村合作医疗制度自试点以来一直坚持多方筹资的基本原则，筹资主体和来源渠道主要包括中央财政、地方财政、乡（镇）、村集体、农村居民个人，另外还有社会捐资等，不同的筹资来源所占比重各不相同，下面主要对各种筹资来源的筹资结构进行分析。

新型农村合作医疗的筹资水平一般分为两种情况，一种是政策规定的筹资标准，另一种是实际的筹资额。理论上，政策规定的筹资标准和实际筹资额之间应该是一致的，但是由于各地在具体操作过程中存在资金到位情况不同等多方面的原因，使得二者在数值上并不完全一致。因此，本部分关于筹资结构的分析，也是基于这两个角度展开的，分别从这两个角度进行分析。

一、各级财政补助资金在新型农村合作医疗筹资中占主导地位

从政策规定的筹资标准来看，根据国家相关政策规定，各级财政补助一直在新型农村合作医疗基金中占有较大比重，发挥了主导作用。2003年相关政策规定，新型农村合作医疗的最低筹资标准为30元，各级财政补助标准最低20元，各级财政补助所占比重为66.7%；2006年最低筹资标准提高到50元，各级财政补助标准40元，所占比重为80%；2008年最低筹资标准提高到100元，各级财政补助标准80元，所占比重为80%；2010年最低筹资标准为150元，各级财政补助标准最低120元，所占比重为80%；2011年最低筹资标准为250元，各级财政补助标准最低为200元，所占比重为80%；2012年最低筹资标准为300元，各级财政补助标准最低为240元，所占比重为80%；2013年最低筹资标准为340元，各级财政补助标准最低为280元，所占比重为82.4%；2014年最低筹资标准为410元，各级财政补助标准最低为320元，所占比重为78.0%。2006~2013年，各级财政补助标准占新型农村合作医疗筹资标准的比重一直保持在80%及以上的水平（见表4-5）。

表4-5　中西部地区新型农村合作医疗筹资标准及财政补助比重

年份	新型农村合作医疗筹资标准（元）	各级财政补助标准（元）	各级财政补助所占比重（%）
2003	30	20	66.7
2006	50	40	80.0
2008	100	80	80.0
2010	150	120	80.0
2011	250	200	80.0
2012	300	240	80.0
2013	340	280	82.4
2014	410	320	78.0

从实际筹资额来看，各级财政补助表现为同样的特征，各级财政补助所占比重相对较大，2008年以来均已超过80%，而且还在逐步提高。西部地区的实际

筹资数据显示，西部地区中央财政和地方财政补助所占比重一直较高，而且不断提高，财政补助资金发挥了主导作用。2006年西部地区中央和地方财政筹资比重为75.6%，2007年提高到79.7%，2009年提高到80.68%，2011年达到87%。与之相比，个人筹资所占比重总体上表现出下降特征，从2006年的24.40%下降到2008年的12.72%，2011年下降到13%，低于15%（见表4-6）。中部地区实际筹资数据显示，中部地区中央财政和地方财政补助所占比重一直较高，而且不断提高，财政补助资金发挥了主导作用。2006年中部地区中央和地方财政筹资比重为76.29%，2007年提高到79.62%，2009年提高到80.43%，2011年达到86.92%。与之相比，个人筹资所占比重总体上表现为下降，从2006年的23.71%下降到2009年的19.57%，2011年进一步下降到13.08%，低于15%（见表4-7）。

表4-6　西部地区新型农村合作医疗筹资来源结构

年份	中央财政		地方财政		农村居民	
	补助额（亿元）	占比（%）	补助额（亿元）	占比（%）	缴费额（亿元）	占比（%）
2006	16.40	35.35	18.67	40.25	11.32	24.40
2007	45.32	39.49	46.15	40.21	23.29	20.29
2008	97.76	44.88	92.37	42.40	27.70	12.72
2009	109.47	40.65	107.82	40.04	52.02	19.32
2010	158.96	40.83	166.61	42.80	63.72	16.37
2011	330.08	52.92	212.59	34.08	81.11	13.00

注：仅从中央财政、地方财政和农村居民个人三个来源角度考虑当年的新型农村合作医疗筹资结构，不考虑利息收入及其他来源，也不考虑上年结转等。

资料来源：《新型农村合作医疗信息统计手册》。

表4-7　中部地区新型农村合作医疗筹资来源结构

年份	中央财政		地方财政		农村居民	
	补助额（亿元）	占比（%）	补助额（亿元）	占比（%）	缴费额（亿元）	占比（%）
2006	19.93	34.45	24.21	41.84	13.72	23.71
2007	58.28	40.27	56.95	39.35	29.48	20.37
2008	126.29	43.6	125.02	43.16	38.36	13.24
2009	140	40.58	137.49	39.85	67.53	19.57
2010	206.72	40.55	209.25	41.05	93.76	18.39
2011	377.89	46.88	322.71	40.04	105.44	13.08

注：仅从中央财政、地方财政和农村居民个人三个来源角度考虑当年的新型农村合作医疗筹资结构，不考虑利息收入及其他来源，也不考虑上年结转等。

资料来源：《新型农村合作医疗信息统计手册》。

从样本地区的实际筹资水平来看，2009 年大部分县（市）的新型农村合作医疗筹资总额中，各级财政补助所占比重已经超过 80%，只有甘谷县、宜章县和四子王旗的筹资总额中各级财政补助比例没有超过 80%，但已非常接近 80%（见表 4 - 8）。与之相对应，大部分县（市）的农村居民个人缴费比重低于20%。2012 年荣昌县数据显示，各级财政补助 83.5%，个人缴费比重为 16.5%。2016 年武山县数据显示，各级财政补助所占比例为 77.36%，个人缴费比重为22.64%。可见，各级财政补助在新型农村合作医疗筹资中一直发挥着主导作用。

表 4 - 8　2009 年样本县新型农村合作医疗筹资来源结构

县、旗	中央财政（%）	地方财政（%）	个人筹资（%）
甘谷县	45.2	33.1	21.7
武山县	41.0	39.3	19.7
赤水市	40.5	39.4	19.7
宜章县	33.2	44.6	22.2
望城县	41.9	38.7	19.4
友谊县	36.2	45.8	18.0
柳林县	40.8	39.5	19.7
中阳县	40.8	39.5	19.7
荣昌县	42.8	42.8	14.3
四子王旗	32.5	44.6	22.9

二、中央财政补助在各级财政补助中所占比重相对较高，成为新型农村合作医疗的主要筹资来源

　　从前文的分析可知，中西部大部分地区中央财政和地方各级财政的补助比例已经超过 80%，发挥了筹资的主导作用，本部分主要以财政补助总额为总体，来分析中央财政相对于各级财政的补助水平及所占份额。

　　根据国家相关政策文件对新型农村合作医疗筹资标准的规定，2003～2010年，中西部地区各级财政补助中，中央财政补助所占比重一直维持在 50% 的水平，2011～2012 年，中央财政补助所占比重有所提高，中部和西部地区中央财政补助所占比重有所差异。2003 年各级财政对中西部地区参合农村居民每人补助标准为 20 元，其中，中央财政补助标准为 10 元，所占比重为 50%；2006 年各级财政对中西部地区参合农村居民补助标准提高到 40 元，中央财政补助 20

元，所占比重为50%；2008年各级财政对中西部地区参合农村居民补助标准提高到80元，中央财政补助40元，所占比重为50%；2010年各级财政对中西部地区参合农村居民的补助标准提高到120元，中央财政补助60元，所占比重为50%。2011年各级财政对中西部地区参合农村居民补助标准提高到200元，中央财政所占比重进一步提高，其中，西部地区提高到62%，中部地区提高到54%；2013年各级财政对中西部地区参合农村居民补助标准提高到280元，其中，西部地区中央财政补助所占比重为67.1%，中部地区中央财政所占比重为55.7%（见表4-9）。相对于地方各级财政补助而言，中央财政作为一级财政，对新型农村合作医疗的补助所占比重相对较高，发挥了主导作用，即使2003~2010年按照政策规定，地方财政补助所占比重虽然已达到50%的水平，但是这个比重是由省级财政、市级财政、县级财政共同承担的，并不是由省级地方财政单独承担的，所以相对来讲，中央财政所占比重是最大的，是新型农村合作医疗的主要筹资来源，中央政府推动新型农村合作医疗制度不断发展的特征体现得非常明显。

表4-9 2003~2013年中西部地区新型农村合作医疗筹资各级财政补助标准

年份	中央财政补助标准（元）	地方财政补助标准（元）	中央财政补助所占比重（%）
2003	10	10	50
2006	20	20	50
2008	40	40	50
2010	60	60	50
2011	124（108）	76（92）	62（54）
2012	156（132）	84（108）	65（55）
2013	188（156）	92（124）	67.1（55.7）

注：括号中的数据是针对中部地区的，括号外的数据是针对西部地区的。

按照国家相关政策规定，中央财政的补助标准是固定而明确的，地方财政的补助标准相对灵活，可以根据实际情况进行调整，如果财政困难，补助标准可以分两年到位，如果财政富裕，可以适当提高补助标准。例如，2008年原卫生部、财政部《关于做好2008年新型农村合作医疗工作的通知》提出，从2008年开始，各级财政对参合农村居民的补助标准提高到每人每年80元，其中，中央财政对中西部地区参合农村居民按40元给予补助，地方财政也要相应提高补助标准，确有困难的地区可分两年到位；2009年原卫生部等5部委《关于巩固和发展新型农村合作医疗制度的意见》明确提出，地方财政补助标准要不低于40元。

根据 2008 年的文件，对于财政困难县，原则上地方财政补助标准要从原来的 20 元提高到 40 元，但实际上可以分两年到位，意味着可以在 2008 年先提高到 30 元，2009 年再提高到 40 元。根据 2009 年的文件，地方财政补助标准要不低于 40 元，相关政策只是规定了一个最低标准，意味着地方财政实际补助标准可以高于 40 元（见表 4 - 10）。但是从中西部地区出台的相关政策文件来看，地方财政的补助标准基本都坚持了 "就低" 的原则，一方面采用了分两年到位的补助方式，另一方面选择了最低的补助标准。调查显示，2008 ~ 2009 年，宜章县、望城县、友谊县等都采取了分两年到位的补助方式，所有的样本县都选择了最低的补助标准，并没有自行提高地方财政的补助标准。所以，地方财政补助所占比重从理论上来讲不会高于中央财政，中央财政补助发挥了主导作用。

表 4 - 10 2008 ~ 2009 年各样本县中央和地方财政补助标准相关政策规定

样本地区	2008 年		2009 年	
	中央财政（元）	地方财政（元）	中央财政（元）	地方财政（元）
甘谷县	40	40	40	40
武山县	40	40	40	40
赤水市	40	40	40	40
宜章县	40	30	40	40
望城县	40	30	40	40
友谊县	40	30	40	40
柳林县	40	40	40	40
中阳县	40	40	40	40
荣昌县	40	40	40	40
四子王旗	40	40	40	40

从新型农村合作医疗实际筹资额的角度来看，调查数据显示，2009 年大部分县（市）的中央财政补助所占比重已经超过 50%，只有四子王旗、宜章县和友谊县 3 个样本县的中央财政补助所占比重没有超过 50%，但也都在 40% 以上（见图 4 - 8）。中央财政补助所占比重最大的是甘谷县，达到 57.77%。2012 年荣昌县数据显示，中央财政补助占比达到 49.97%。相对于地方各级财政，中央财政补助所占比重是最大的，成为新型农村合作医疗的主要筹资来源，这充分表明，中央对中西部地区新型农村合作医疗发展的支持力度是比较大的。

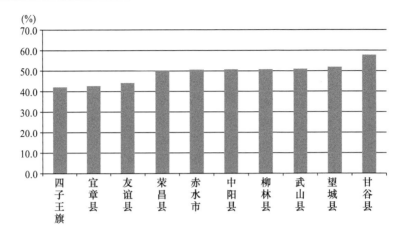

图4-8 2009年样本县中央财政补助额占财政补助总额的比重

三、中部和西部地区的中央财政补助由原来的统一标准逐渐转向差别补助

中西部地区与东部地区相比，在经济发展水平、财政收入、农村居民收入水平等各方面都存在明显的差距，实际上，中部地区和西部地区在上述方面也存在一定的差距，西部地区要低于中部地区。农村居民人均纯收入数据显示，西部地区低于中部地区（见表4-11）。

表4-11 农村居民人均纯收入

年份	东部（元）	中部（元）	西部（元）	东北（元）
2007	5854.98	3844.37	3028.38	4348.27
2008	6598.24	4453.38	3517.75	5101.18
2009	7155.53	4792.75	3816.47	5456.59
2010	8142.81	5509.62	4417.94	6434.50
2011	9585.00	6529.90	5246.70	7790.60
2012	10817.50	7435.20	6026.60	8846.50
2013	12052.10	8376.50	6833.60	9909.20

资料来源：《中国统计年鉴》（2008~2014）。

中央财政针对农村领域的各类专项转移支付一般都会根据中西部的差异实行不同的补助标准，例如，农村义务教育转移支付，针对中部地区和西部地区实行了不同的补助标准。

2003~2010年，中央财政针对新型农村合作医疗的补助，并没有区分中部地区和西部地区，而是实行了统一的补助标准，虽然其间补助标准曾进行过多次调整，但是中西部地区都是按照统一标准进行同步调整。

从2011年开始，中央对中西部地区开始实行有差别的补助政策，中央财政对西部地区的补助标准要高于中部地区，明确提出，按照新增补助额的 80% 对西部地区进行补助，按照新增补助额的 60% 对中部地区进行补助。2012 年中央财政继续按照上述标准对中西部地区进行补助。例如，山西省相关政策规定，从 2011 年起，各级财政对新型农村合作医疗的补助标准从每人每年 120 元提高到 200 元，其中，新增部分中央财政补助 60%，中央财政每人每年补助 108 元，地方财政每人每年补助 92 元，地方财政负担部分，省级和市（县）各负担 50%，市（县）负担比例由各市确定。2012 年起，各级财政对新型农村合作医疗的补助标准从每人每年 200 元提高到 240 元，其中，中央财政每人每年补助 132 元，地方财政每人每年补助 108 元，对地方财政负担部分，省级和市（县）各负担 50%，市县负担比例由各市确定。贵州省相关政策规定，从 2011 年起，各级财政对新型农村合作医疗的补助标准从每人每年 120 元提高到每人每年 200 元，其中，新增部分中央财政补助 80%，中央财政承担 124 元，地方政府承担 76 元。内蒙古相关政策规定，2011 年起，各级政府对新型农村合作医疗补助水平从每人每年 120 元提高到 200 元，新增部分中央财政补助 80%，即 124 元，其余 76 元由地方财政负担。甘肃省相关政策规定，2011 年起，各级财政对新型农村合作医疗的补助标准从每人每年 120 元提高到每人每年 200 元，其中，原 120 元中央财政及地方财政继续按照原有补助标准给予补助，新增 80 元中央财政补助 80%，省级财政补助 20%，即中央财政补助 124 元，省级财政补助 66 元，市县财政补助 10 元。黑龙江省相关政策规定，2011 年各级财政新型农村合作医疗资金补助标准提高到 230 元，其中，新增部分中央财政补助 60%，中央财政补助每个参合农村居民 108 元，省级财政补助 75 元，县（市、区）财政补助 17 元，参合农村居民个人缴费 30 元。湖南省相关政策规定，2011 年各级财政新型农村合作医疗资金补助标准提高到每人每年 200 元，原有的 120 元中央负担 50%，2016 年新增的 80 元中央财政负担 60%，合计中央财政负担的补助标准为 108 元，地方财政补助 92 元（见表 4 - 12）。

表 4 - 12　2011 年样本省份新型农村合作医疗中央财政和地方财政补助标准

地区	省（自治区）	中央财政补助（元）	地方财政补助（元）
中部	山西	108	92
	黑龙江	108	92
	湖南	108	92
西部	贵州	124	76
	内蒙古	124	76
	甘肃	124	76

四、省级财政补助标准存在明显的省间差异

从前文的分析可知，中西部大部分地区中央财政和地方各级财政合计的补助比例已经超过80%，发挥了筹资的主导作用，除了中央财政，地方财政是另一个非常重要的新型农村合作医疗筹资来源渠道，地方财政的补助资金是地方各级财政共同补助的总和，实行的是多级财政分摊的筹资模式，包括省级财政、地市级财政、县级财政、乡镇财政等几个渠道。关于地方各级财政具体的补助标准特别是省级财政的补助标准，中央并没有明确规定，自主权完全归地方，完全由省级政府决定，各地在操作中就存在很大的差异，省级财政补助标准在不同省份之间存在明显的差异。

从相关政策文件规定的各级财政补助标准来看，2009年各样本县都按照中央政策的要求达到筹资的最低标准，各级财政补助达到80元，其中，中央财政补助为40元，地方各级财政补助合计为40元，但是，地方各级财政对这40元的分摊以及省级财政的具体补助标准却存在明显的地区差异。2009年许多样本县的省级财政补助标准不足30元，最低的为20元，仅仅承担了地方各级财政应该承担补助金额的50%，也有部分样本县的省级财政补助标准达到30元，承担了地方各级财政应该承担补助金额75%的份额（见表4-13），特别是一些西部经济落后省份给予新型农村合作医疗的支持力度是比较大的，例如，甘肃省级财政补助标准就达到30元的水平。2011年的调查数据显示，不同样本县新型农村合作医疗的省级财政补助标准依然存在明显的地区差异，一些样本县的省级财政补助标准仅仅达到地方各级财政补助标准50%的水平，也有一些样本县的省级财政补助标准达到甚至超过地方各级财政补助标准80%的水平（见表4-14），特别是西部地区的甘肃省，省级财政补助标准相对较大，承担了较大的补助责任，占有较高的份额。2013年的调查数据也呈现出相似的特点。总体上，一些西部省份的省级财政补助所占比重相对较高，发挥了重要作用，例如，2016年武山县省级财政补助占地方财政补助的比重达到91.5%。

表4-13 2009年样本县新型农村合作医疗省级财政补助标准

地区	地方财政（元）	省级财政（元）	省级财政补助所占比重（%）
宜章县	40	26	65
望城县	40	24	60
友谊县	40	34	85
柳林县	40	20	50
中阳县	40	24	60

续表

地区	地方财政（元）	省级财政（元）	省级财政补助所占比重（%）
甘谷县	40	30	75
武山县	40	30	75
赤水市*	40	—	—
荣昌县	40	30	75
四子王旗	40	20	50

注：赤水市的数据缺失。

表4－14　2011年各样本县新型农村合作医疗省级财政补助标准

地区	地方财政补助（元）	省级财政补助（元）	省级财政补助所占比重（%）
柳林县	92	46	50.0
中阳县	92	46	50.0
友谊县	92	75	81.5
望城县*	92	—	—
宜章县	92	60	65.2
赤水市	76	57	75.0
四子王旗	76	38	50.0
武山县	76	66	86.8
甘谷县	76	66	86.8

注：望城区的数据缺失。

从实际筹资水平的角度来看，不同地区省级财政的补助水平存在很大差异。样本调查数据显示，2009年有些样本县的省级财政补助占地方各级财政补助总额的比例在50%左右，有些样本县的省级财政补助占地方各级财政补助总额的比例超过70%甚至80%，比较突出的是友谊县，省级财政补助比重达到88.2%（见表4－15）。

表4－15　2009年样本县新型农村合作医疗省级财政补助占地方各级财政补助总额的比重

地区	省级财政补助比重（%）
宜章县	64.6
望城县	60.0
友谊县	88.2
柳林县	50.0

续表

地区	省级财政补助比重（%）
中阳县	60.0
甘谷县	67.2
武山县	74.9
赤水市	75.1
荣昌县	75.0
四子王旗	48.7

五、省级财政对省内不同县实行有差别的补助标准

中西部地区新型农村合作医疗筹资中省级财政的筹资标准在省内存在两种模式：一种是省内实行统一标准，省级财政对不同县（市、区）的补助标准是相同的。例如，2008 年甘肃省省级财政统一实行 30 元的补助标准，2010 年省级财政统一实行 50 元的补助标准，2011 年省级财政统一实行 66 元的补助标准①。黑龙江省从 2010 年开始，省级财政补助统一实行 51 元的标准②，2012 年各级财政筹资标准提高到 240 元，省级财政补助标准进一步提高到 87 元。另一种是省内实行不同的补助标准，省级财政补助标准在省内不同县之间存在一定的差异，区别对待，一般都是根据财政收入水平把各个县（市、区）分成不同的类别，然后制定不同的筹资标准。例如山西省、湖南省、内蒙古自治区、贵州省、重庆市都采取了这种补助方式。

山西省相关政策文件规定，从 2008 年起，新型农村合作医疗筹资标准从人均 50 元提高到 100 元，中央财政每人每年补助 40 元，省（市）县三级财政每人每年补助不低于 40 元，参合农村居民个人缴费每人年 20 元。原则上省、市、县三级财政按 20∶10∶10 补助，其中人均财力相对较高的县（市、区）按 16∶10∶14 补助；国定贫困县按照 24∶10∶6 补助；其他县（市、区）按照 20∶10∶10 补助。

---

① 2008 年中央财政对参合农村居民补助资金由每人每年 20 元提高到 40 元，省级财政补助标准由 15 元提高到 30 元，市、县两级财政补助标准由 5 元提高到 10 元，使新型农村合作医疗筹资标准提高到人均 90 元。按照国家统一部署和省政府的决定，2011 年起，各级财政对新型农村合作医疗的补助标准从每人每年 120 元提高到每人每年 200 元。其中，原 120 元中央财政及地方财政继续按原有补助标准给予补助，新增 80 元中央财政对甘肃省补助 80%，省级财政补助 20%，即中央财政补助 124 元，省级财政补助 66 元，市县财政补助 10 元。此外，鉴于 2011 年农村居民的筹资缴费工作已结束，2011 年农村居民的个人缴费标准暂不提高，2012 年农村居民个人缴费提高到每人每年 50 元。

② 从 2010 年开始，中央财政参合农村居民按 60 元标准补助，地方财政补助标准相应提高到 60 元，其中，省补助标准为省级财政补助 51 元，县（市、区）财政补助 9 元。

针对财力不同的县市，制定了不同的筹资标准，其中，省级财政的补助标准分为三个档次，最低的为 16 元，其次是 20 元，最高的为 24 元。2011 年山西省对关于省级财政各县（市）的财政补助标准进行了统一，无论是贫困县，还是富裕县，省级财政都实行统一的补助标准（46 元）。

湖南省提出 2008 年地方财政对参合农村居民的补助标准提高到每人每年 30 元，省、市、县三级财政补助资金配套比例为：对纳入湘西开发地区的县（市、区）以及永州、邵阳市的省贫、国贫县（市、区），按 21∶4.5∶4.5 的比例分担；对永州、邵阳市的其他县（市、区）按 19.5∶4.5∶6 的比例分担；对其余市的省贫、国贫县（市、区）按 19.5∶6∶4.5 的比例分担，其他县（市、区）按 18∶6∶6 的比例分担。从 2009 年起地方财政对参合农村居民的补助标准提高到每人每年 40 元，省、市、县三级财政补助资金配套比例为：对纳入湘西开发地区的县（市、区）以及永州、邵阳市的省贫、国贫县（市、区），按 28∶6∶6 的比例分担；对永州、邵阳市的其他县（市、区）按 26∶6∶8 的比例分担；对其余市的省贫、国贫县（市、区）按 26∶8∶6 的比例分担，其他县（市、区）按 24∶8∶8 的比例分担。

内蒙古提出 2006 年中央财政对参加新型农村牧区合作医疗的农牧民每人每年补助 20 元，自治区、盟市、旗县财政每人每年补助 20 元，自治区、盟市、旗县（市、区）三级财政按 10∶5∶5 比例安排补助资金，农牧民人口在 6 万以下的牧区旗县，自治区财政对参加新型农村牧区合作医疗的农牧民每人每年再增加 5 元的补助资金。2011 年起，各级政府对新型农村合作医疗补助水平从每人每年 120 元提高到 200 元，新增部分中央财政补助 80%，即 124 元，其余 76 元，按照原有比例，即自治区、盟市、旗县（市、区）三级分别负担 38、19、19 元的标准落实，自治区财政对农牧业人口 6 万人以下的牧业旗参合农牧民继续每人每年增加补助 20 元。

贵州省相关文件规定，2006 年省财政资助标准统一为 14 元①。2011 年的政策规定，各级财政对新型农村合作医疗的补助标准从每人每年 120 元提高到每人每年 200 元，新增 80 元按分级分类负担的标准，省级对贵阳市、六盘水市、遵义市、安顺市补助 75%，对毕节地区、铜仁地区黔南州、黔东南州、黔西南州补助 85%，不同地区新型农村合作医疗省级财政的补助标准存在明显差异。

重庆市提出从 2008 年起，各级财政对参合农村居民补助标准提高到每人每年 80 元，其中，中央财政补助每人每年 40 元，地方财政补助每人每年 40 元。地方财政补助中，市与区县（自治县）负担比例为：市与扶贫开发工作重点区

---

① 参合者每年交参合金 10 元，可享受中央财政资助 20 元、省级财政资助 14 元、州财政资助 3 元、县财政资助 3 元。

县（自治县）9∶1；市与非扶贫开发工作重点区县（自治县）7.5∶2.5；市与主城区为5∶5。2010年，各级财政对参保农村居民的补助标准由每人每年80元提高到每人每年120元，其中，中央财政补助每人每年60元，市、区县（自治县）两级财政补助每人每年60元。市级财政对主城各区补助50%，国家和市级扶贫开发工作重点区县（自治县）补助90%，其他区县（自治县）补助75%。

六、县级财政的新型农村合作医疗财政负担水平存在明显的地区差异，财政困难县的负担水平相对较重

中西部地区各县级财政对新型农村合作医疗的补助标准存在明显的地区差异，并没有一个统一的标准，决定权完全在省级政府，具体表现为，不同的省（份），县级财政补助标准是不同的，甚至同一省内，县级财政也实行不同的补助标准。加之县级财政收入水平本身存在明显的地区差异，使得县级财政的新型农村合作医疗财政负担水平必然存在显著的地区差异。

随着新型农村合作医疗筹资标准的不断提高，县级财政的新型农村合作医疗财政负担水平也随之不断增加，许多县级财政的新型农村合作医疗财政负担相对较重。样本调查数据显示，2009年县级财政补助最低的样本县为每人每年6元，最高的样本县为每人每年10元。地市级财政补助最低的样本县为每人每年4元，最高的样本县为每人每年10元（见表4－16）。县级财政补助大于地市级财政补助的样本县有3个，县级财政补助等于地市级财政补助的样本县有3个，县级财政补助小于地市级财政补助的样本县有2个。一些地区在省级财政承担补助额并不高的情况下，又要求县级财政承担与地市级财政相同甚至更高的补助额，给县级财政带来巨大的压力，也体现了县级财政以上地方各级财政对新型农村合作医疗的支持和重视程度不足的问题，例如，四子王旗、柳林县、望城县。邓大松等曾在2003年对中国西部某省的实地调查中发现，省里对开展新型农村合作医疗试点地区农村居民每人每年补助1元多，市里的补助是每人每年3元，剩下每人每年5元多的差额只有靠县政府来补足。2013年调查数据显示，大部分样本县的县级财政承担了与市级财政相同的补助责任。

表4－16　2009年样本县相关政策规定的各级财政补助标准

地区	地方财政（元）	省级财政（元）	市级财政（元）	县级财政（元）
甘谷县	80	30	4	6
武山县	80	30	4	6
赤水市*	80	—	—	—
宜章县	80	26	8	6
望城县	80	24	8	8

续表

地区	地方财政（元）	省级财政（元）	市级财政（元）	县级财政（元）
友谊县	80	34	—	6
柳林县	80	20	10	10
中阳县	80	24	10	6
荣昌县	80	30	—	10
四子王旗	80	20	10	10

注：赤水市相关数据缺失。

不同样本县的新型农村合作医疗财政负担水平是不同的，尤其是一些农业大县、人口大县和财政穷县面临较大的困难。样本调查数据显示，县级人均财力水平和新型农村合作医疗县级财政负担水平之间呈现负相关关系，人均财政财力相对较低的县，其新型农村合作医疗县级财政负担水平反而相对较高（见图4-9）。例如，武山县和四子王旗，人均财政一般预算收入分别为105.5元和158.3元，但是新型农村合作医疗财政负担却达到4.93%和4.13%（新型农村合作医疗县级财政负担水平＝新型农村合作医疗县级财政补助金额/县级财政一般预算收入），而友谊县和柳林县的人均财政一般预算收入分别为2072元和3349.6元，新型农村合作医疗财政负担水平却仅为0.27%和0.21%。很多省份的地方财政在省内实行统一的补助标准，这使得一些财力相对较弱的县负担明显加大，因为省内不同县（市）之间财力差异较大这是一个基本的现实。个别省份考虑到不同县市之间存在着明显的财力差异，针对不同的县（市）实行有差别的财政补助标准，在一定程度上缓解了部分财力弱县的负担。

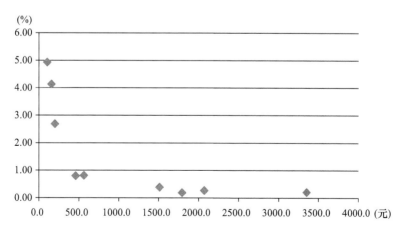

图4-9 2009年样本县人均财政收入和新型农村合作医疗县级财政负担水平的散点图

资料来源：根据《中国县市经济社会统计年鉴》（2010年）相关数据计算。

七、财政补助资金无法及时到位的问题得到有效解决

在新型农村合作医疗试点初期，由于相关制度还不是很完善，上级财政补助的资金拨付还没有建立起相对科学合理的制度，导致资金拨付存在未及时到位的问题，资金到位率相对偏低。胡善联（2004）研究指出，如按实际参加合作医疗人数，每人每年不少于 30 元计，则全年应筹集合作医疗基金 40.537 亿元，但实际到位的基金为 35.411 亿元，总筹资到位率接近 90%，效果还是令人满意的，但中央和市（地）财政补助资金的到位率相对较低，分别为 67.3% 和 65.1%（见表 4 - 17）。样本地区调查同样显示，存在资金到位率偏低的问题。甘肃省 2007 年个别县存在没有将上级财政补助资金及时拨入县级新型农村合作医疗基金专户的问题，个别市（州）存在本级补助资金没有及时到位和滞留上级财政补助资金的情况，在一定程度上影响了基金的正常使用①。

表 4 - 17　2003 年各级财政和个人合作医疗筹资的到位情况

筹资来源	应筹集资金（亿元）	到位资金（亿元）	基金到位率（%）
中央财政补助	4.876	3.288	67.3
省级财政补助	4.070	3.300	80.9
市级财政补助	3.718	2.430	65.1
县级财政补助	5.724	4.691	82.0
乡级财政补助	5.554	5.761	100.7

资料来源：胡善联. 全国新型农村合作医疗制度的筹资运行状况［J］. 中国卫生经济，2004（9）.

随着新型农村合作医疗制度的不断完善，国家制定了财政补助资金拨付（主要是中央财政补助资金）的一系列政策文件，以进一步规范财政补助资金拨款申请规程，简化财政补助资金拨付方式，提高财政补助资金审核下达速度。许多省份也都制定了具体的财政补助资金拨付相关政策文件，并加大了监督和检查力度。通过一系列政策的实施，上级财政补助资金到位率低的问题得到有效解决。例如，湖南省从 2008 年开始对新型农村合作医疗各级财政补助资金的拨付制度进行了调整，要求每年 3 月底各地将已登记缴费的农村居民统计为当年度的参合农村居民，各市（州）、县（市、区）财政局配套资金可分两次下达：每年 3 月底前将不低于市、县财政应补助资金的 50% 拨付到县（市、区）新型农村合作

---

① 金奉乾. 甘肃新型农村合作医疗基金沉淀成问题，门诊费不能报销，新华网，http://www. xin-huanet. com/chinanews/2008 - 01/15/content_ 12220009Hhtm.

医疗基金财政专户，6月底前将其余资金拨付到位。省财政厅将按照已核实上报的各县（市、区）当年参合农村居民人数足额拨付省级财政补助资金。调查数据显示，2008年全省按政策可筹集基金362526万元，实际到位357066万元，资金到位率为98.5%，各级财政补助资金做到了足额落实。2011年山西省新型农村合作医疗筹资总额为50.57亿元，截止到11月底各级财政补助资金全部到位。

样本调查数据显示，样本地区的新型农村合作医疗补助资金到位率相对较高。例如，宜章县2011年新型农村合作医疗基金应到位总额为10739.16万元，其中中央财政配套资金5042.7万元，省级财政配套资金2792.2万元，市级财政配套资金334.41万元，县级配套资金1169.09万元，农村居民自缴资金1373.38万元，计生、残联、民政资助计生优待对象和重度残疾人、五保户、重点优抚对象等弱势群体个人参合资金27.37万元。截止到8月，中央财政配套资金5043万元，省级财政配套资金2792.2万元，市级财政配套资金334.41万元，县级配套资金1169.09万元，农村居民自缴资金1373.38万元，计生、残联、民政资助特殊人群个人参合资金27.37万元已经到位。样本地区只有个别县（市、区）还存在资金到位率偏低的问题。例如，四子王旗2008年按照相关政策，中央财政的补助标准为每人每年40元，省级财政的补助标准为每人每年20元，但是按照当年参合人数和筹资额数据，省级财政的补助额并没有达到20元的标准，中央财政的补助额也没有达到40元的标准。2009年这种情况依然存在，中央财政补助额明显低于40元的筹资标准，省级财政补助额明显低于20元的筹资标准，这就说明中央和省级财政的补助资金并没有完全到位，而相对来讲，地市级和县级财政的补助资金都已足额到位。

八、中西部地区新型农村合作医疗的农村居民个人筹资水平比较适中

按照相关政策规定，新型农村合作医疗制度实行由个人、集体和政府多方筹资，其中，个人筹资部分具体表现为参合费。在试点初期大部分中西部地区都按照每人每年10元的个人筹资标准进行资金筹集，随着新型农村合作医疗试点工作的不断推进，个人筹资标准不断提高。《卫生部、财政部关于做好2008年新型农村合作医疗工作的通知》明确提出，农村居民个人缴费由每人每年10元增加到每人每年20元，困难地区可以分两年到位。2009年《卫生部等5部委关于巩固和发展新型农村合作医疗制度的意见》进一步提出，2009年农村居民个人缴费增加到不低于每人每年20元，2010年农村居民个人缴费由每人每年20元增加到每人每年30元，困难地区可以分两年到位，2011年农村居民个人缴费标准原则上提高到每人每年50元，2012年原则上提高到每人每年60元，2013年原则上提高到每人每年70元。

各地的统计数据显示，大部分中西部地区农村居民个人参加新型农村合作医疗制度的个人筹资标准都按照国家相关政策执行了最低标准。样本数据显示，2007 年及以前，政策规定的农村居民个人筹资标准为每人每年 10 元，2008 年有些地区已经提高到每人每年 20 元，但是大部分县（市）政策规定的参合费维持原来的每人每年 10 元不变，到 2009 年才达到国家要求的每人每年 20 元的最低筹资水平。2013 年各样本县农村居民个人缴费标准按照国家政策规定执行（见表 4 - 18），基本上采取的都是分两年到位的做法。

表 4 - 18　政策规定的各地农村居民个人筹资标准

地区	2007 年	2008 年	2009 年	2013 年
甘谷县	10	20	20	60
武山县	10	10	20	60
赤水市	10	10	20	60
宜章县	10	10	20	60
望城县	10	10	20	60
友谊县	10	10	20	60
柳林县	10	20	20	60
中阳县	10	20	20	60
荣昌县	10	10	20	60
四子王旗	10	10	20	60

从实际筹资的角度来讲，全国统计数据显示，2003～2004 年农村居民个人的人均筹资额为 15.43 元，2005 年为 16.05 元，2006 年为 14.15 元（聂妍、杜玉开，2009），原卫生部统计数据显示，2009 年农村居民个人平均缴费达 23.31 元[①]。上述数据表明，农村居民个人实际筹资水平明显高于政策规定的中西部地区农村居民个人的最低筹资标准，主要原因是该数据是针对全国的平均指标，包含了东部地区的数据，而东部地区的农村居民个人筹资标准相对较高，这进一步说明中西部地区和东部地区之间在个人筹资方面存在明显差别。

个人筹资水平的高低直接影响农村居民的参合行为，太高和太低都不利于新型农村合作医疗的可持续发展，筹资水平太高容易打击农村居民的参合积极性，筹资水平太低会直接影响补偿水平，无法体现互助共济的作用，无法有效发挥大

---

① 2009 年新型农村合作医疗筹资总额达 944.35 亿元，其中，农村居民个人缴费 194.17 亿元（含相关部门为救助对象参合缴费 9.17 亿元），按此推算，农村居民个人平均缴费达 23.31 元。

病统筹的作用。因此，维持一个合理的筹资水平非常重要，有助于促进新型农村合作医疗制度的可持续发展。关于农村居民个人的合理筹资水平主要受到两个方面的影响：第一个是新型农村合作医疗的补偿水平，只有建立在一定补偿水平基础上的筹资水平才是合理的；第二个是农村居民的承受能力，如果明显超过农村居民的平均承受能力，这样的筹资水平显然是不合理的。在新型农村合作医疗实施初期，相关政策对第一个方面的因素考虑得相对欠缺，采取的思路是先确定筹资水平，再根据收支平衡原则确定具体的补偿水平，由于筹资水平不高，所以基本是一种低水平补偿，相关政策把这种思路界定为"保基本"。正确的思路应该是将两种因素相结合，进行综合确定，首先确定一个合理的补偿水平；其次根据农村居民的就医行为和医疗费用历史数据，按照收支平衡的原则以及农村居民的承受能力，确定一个合理的筹资水平。2006 年以来政府出台了一系列政策来不断提高筹资水平，相应的补偿水平也在不断提高，这一过程也可以理解为相关部门为了使补偿水平达到合理水平而不断提高筹资水平并使其达到合理规模的过程。但是调研数据显示，目前大部分中西部地区的新型农村合作医疗补偿水平仍然相对偏低，实际住院补偿比不足50%。关于农村居民个人筹资的承受力，有研究认为，农村居民参合费标准应该占到人均纯收入的1% ~2%，因为农村居民的收入水平直接决定了其支付能力。根据 2009 年各样本县的数据，计算得到样本县个人参合费占农村居民人均纯收入的比重，结果显示，样本县农村居民的参合费占人均纯收入的比重都没有达到 1% 的水平，最高的武山县占比也仅为 0. 86%，最低的友谊县占比仅为 0. 21%（见图 4 -10）。从这个角度来讲，农村居民的参合费还可以继续提高，农村居民完全可以承受。

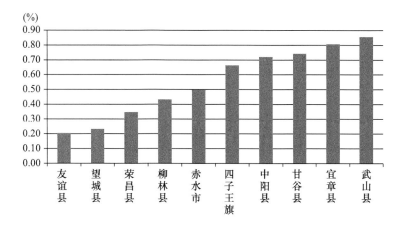

图 4 - 10　2009 年样本县农村居民个人缴费占人均纯收入的比重

关于农村居民个人筹资的承受力，除了从个人筹资额占农村居民人均纯收入比重的客观角度进行分析外，还可以从农村居民的主观评价角度进行分析，而且主观承受力往往比客观承受力对农村居民参合行为的影响更为直接。样本调查数据显示，有 65.5% 的农村居民认为目前的参合费适中或偏低，有 30.5% 的农村居民认为目前个人所缴纳的参合费相对偏高，其中，仅有 4.1% 的农户认为不能承受目前的缴费标准，认为缴费标准已经超过其承受能力，总的来说，大部分农户可以承受目前的缴费标准。进一步调研农村居民最高能承受的参合费标准及对参合费的支付意愿，样本调查数据显示，平均来讲，农村居民个人最高能承受的参合费标准为 55.12 元，明显高于 2009 年 20 元的实际筹资标准和 2010 年 30 元的实际筹资标准，甚至高于 2011 年 50 元的实际筹资标准。可见，从主观评价的角度来讲，现有的筹资水平并没有超过农村居民的心理承受极限，农村居民个人总体上完全能承受目前的实际筹资水平。不同地区之间存在明显的差异，中部地区农村居民最高能承受的参合费标准平均为 58.01 元，西部地区农村居民平均最高能承受的参合费标准为 52.3 元，中部地区农村居民能承受的最高参合费标准高于西部地区（见表 4-19）。不同收入农村居民所能承受的最高参合费标准存在明显差异，随着收入水平的提高，农村居民所能承受的最高参合费标准也随之提高，例如，最低收入组农村居民能承受的最高参合费为 47.99 元，而最高收入组的农村居民能承受的最高参合费为 74.12 元（见表 4-20）。不同家庭规模的农村居民所能承受的最高参合费标准存在明显差异，随着家庭规模的扩大，所能承受的最高参合费也随之降低，例如，3 口人及以下家庭所能承受的最高参合费标准为 59.54 元，而 6 口人及以上家庭能承受的最高参合费标准为 50.39 元（见表 4-21）。

表 4-19　不同地区农村居民最高能承受的参合费标准

地区	参合费标准（元）
中部	58.01
西部	52.30
合计	55.12

表 4-20　不同收入组农村居民最高能承受的参合费标准

收入	参合费标准（元）
最低 20% 收入组	47.99
次低 20% 收入组	48.34
中等 20% 收入组	51.21
次高 20% 收入组	53.71
最高 20% 收入组	74.12

表4-21　不同家庭规模农村居民最高能承受的参合费标准

家庭规模	参合费标准（元）
3 口人及以下	59.54
4～5 口人	52.84
6 口人及以上	50.39

总的来讲，无论从个人筹资额占农村居民人均纯收入比重的客观角度，还是从农村居民个人的主观评价角度，现阶段，农村居民完全可以承受目前的筹资水平。只要新型农村合作医疗的补偿政策设计合理，能真正发挥医疗保障的作用，解决农村居民的看病贵问题，这样的筹资水平不会在客观上对农村居民造成经济负担，主观上也不会受到农村居民的反对和抵触，更不会影响农村居民的参合积极性，会得到农村居民普遍的接受和认可，进而对新型农村合作医疗的可持续发展产生积极的作用。现在关于农村居民个人筹资存在的主要问题是筹资水平的频繁调整，随意性特征明显，会增加农村居民的不信任感。数据显示，个人筹资水平从2003年的人均10元到2011年的人均50元，一共进行了三次调整，分别是2008年、2010年、2011年，特别是近几年调整频率过快，调整幅度也明显大于前几年。例如，2003～2008年个人筹资水平仅仅提高10元，但是2008～2011年就提高了10元，2010～2011年就提高了20元。

第四节　中西部与东部地区筹资水平和结构的比较

一、人均筹资水平存在明显的地区差异，东部地区高于中西部地区

中西部地区和东部地区相比，由于财力和农村居民收入水平等存在较大的差异，所以地区之间的实际筹资标准也存在较大差异，尽管中央对东部地区的补助较少，对中西部地区的补助较大，但是东部地区的筹资标准仍然明显高于中西部地区。例如，浙江省出台的《关于做好2010年新型农村合作医疗和农村居民健康体检工作的意见》，明确提出2010年所有县（市、区）新型农村合作医疗人均筹资标准达到185元以上，其中各级财政补助达到人均129元以上。然而许多中西部地区基本是按照国家规定的最低筹资标准来筹资的，很少有高于最低筹资标准的，以黑龙江为例，2010年农村居民筹资标准为150元，其中，中央财政对

参合农村居民按 60 元标准补助，地方财政补助标准相应提高到 60 元〔省级财政补助 51 元，县（市、区）财政补助 9 元〕。

从各地实际的筹资规模来看，地区之间的差距是非常明显的，2009 年人均筹资额最低的是安徽，为 101.4 元；而最高的是上海，人均筹资额为 563.8 元，是安徽的 5.6 倍；次之是北京，人均筹资额为 433.4 元。除了北京和上海，其他地区的人均筹资额都在 100～200 元之间，其中，有 22 个省区的人均筹资额为 100～110 元。另外有 7 个省区的人均筹资额在 110～200 元之间，这 7 个省区只有西藏和新疆是西部地区，其他 5 个都属于东部地区（见图 4－11）。我国中西部地区总体上人均筹资额都低于东部地区。

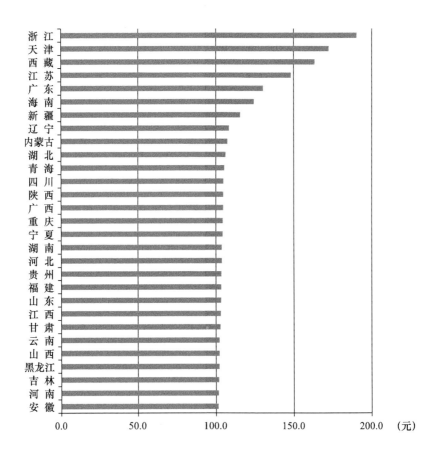

图 4－11　2009 年不同地区新型农村合作医疗人均筹资额

注：由于上海和北京的数据明显偏大，所以这两个地区的数据没有在图中予以体现。

资料来源：《中国统计年鉴》（2010）。

2014 年人均筹资额最高的是上海，人均筹资额为 1710.05 元，是安徽的 4.7 倍；次之是北京，人均筹资额为 1090.87 元。除了北京和上海，其他地区的人均筹资额为 350～550 元，其中，有 20 个省区的人均筹资额为 380～440 元，另外有 4 个省区的人均筹资额在 490～530 元之间，我国中西部地区总体上人均筹资额低于东部地区。

2014 年数据显示，全国有 12 个省份的人均筹资额低于 400 元，其他省份均高于 400 元，人均筹资额最高的是上海和北京，已经超过 1000 元（见图 4 - 12）。从总体上来看，中西部地区的人均筹资额相对偏低。

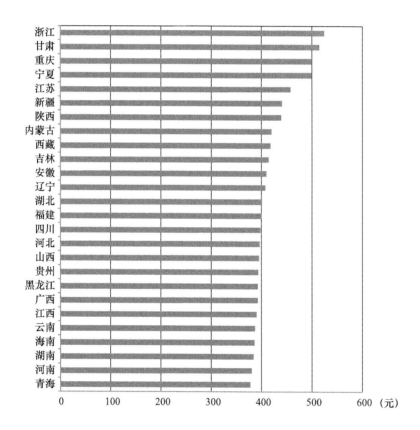

图 4 - 12　2014 年不同地区新型农村合作医疗人均筹资额

注：由于上海和北京的数据明显偏大，所以这两个地区的数据没有在图中予以体现，同时还缺失天津、山东和广东的数据。

资料来源：《中国统计年鉴》（2015）。

二、农村居民个人筹资水平存在明显地区差异，东部地区高于中西部地区

中西部地区农村居民个人筹资水平基本执行的是国家最低筹资标准，全国基本统一，2009 年中西部地区农村居民个人筹资标准基本为 20 元，相对于中西部地区，东部地区的筹资标准各地存在很大差异，即使在同一个省内，不同地（市）和县（市）也都存在很大的差异，而且普遍高于中西部地区。浙江省统计数据显示，2009 年新型农村合作医疗筹资标准达到每人每年 179 元，其中各级财政补助 123 元，农村居民个人缴费 56 元，远远高于中西部地区 20 元的水平。

统计数据显示，农村居民个人筹资水平存在明显的地区差异，个人筹资最高的 7 个省份全部为东部省份，明显高于中西部地区，个人筹资最高的是上海市，超过 200 元，最少的是西藏，不足 20 元。

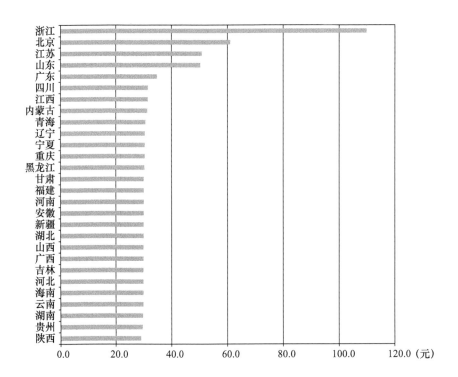

图 4－13 2011 年各地区农村居民人均缴纳参合费水平

注：由于上海的数据明显偏大，所以没有在图中予以体现。

资料来源：《新型农村合作医疗信息统计手册》。

三、筹资结构存在明显地区差异，中央财政补助东部地区低于中西部地区，地方财政补助东部地区高于中西部地区

新型农村合作医疗试点开始时，相关文件明确提出，从 2003 年起，中央财政每年通过专项转移支付对中西部地区除市区以外的参加新型农村合作医疗的农村居民按人均 10 元安排补助资金。中央财政并没有对东部地区给予资金补助。

随着新型农村合作医疗的不断实施，中央财政的补助范围不断扩大，逐渐包含了部分东部地区，2006 年相关文件提出将辽宁、江苏、浙江、福建、山东和广东六省的试点县（市、区）纳入中央财政补助范围，中央财政按中西部地区补助标准的一定比例安排补助资金。之后中央财政一直对部分东部地区给予一定比例的资金补助。数据显示，2009 年人均中央财政补助最高的是福建和山东，分别为 20 元和 14.8 元，最低的是辽宁，仅为 1.1 元。2011 年补助水平进一步提高，中央财政补助最高的是山东和福建，分别达到 56.6 元和 46.1 元，最低的是辽宁，不足 5 元（见表 4 - 22）。

表 4 - 22　东部地区中央财政补助情况

	项目	辽宁	江苏	浙江	福建	山东	广东
2009	中央财政补助（万元）	2100	28800	9644.15	47006.42	95294.59	18570
	参合人数（万人）	1966	4396	3040	2350	6439	4862
	人均补助（元）	1.1	6.6	3.2	20	14.8	3.8
2011	中央财政补助（万元）	9045	55681	21425	112951	375403	62591
	参合人数（万人）	1976.2	4265.53	2883.29	2449.98	6629.13	2849.93
	人均补助（元）	4.6	13.1	7.4	46.1	56.6	22.0

资料来源：《新型农村合作医疗信息统计手册》。

从筹资结构来看，中西部地区和东部地区之间的差异非常明显，中央财政给予中西部地区的资金补助明显大于东部地区，2009 年中央财政给予东部地区的资金补助占新型农村合作医疗基金总额的比例仅为 4.85%，而给予中西部地区的资金补助达到 30% 左右，2011 年中央财政给予中西部地区的补助达到 40% 左右。相应地，东部地区地方财政的资金补助比例相对较高，2009 年达到 54.61%，2011 年提高到近 60%，2009 年中西部地区地方财政的资金补助比例为 30% 左右，2011 年没有明显变化（见表 4 - 23）。农村居民个人的筹资比例也存在一定的差异，2009 年东部地区农村居民个人筹资比例为 17.98%，相对高于中西部地

区农村居民个人筹资比例；2011 年东部地区农村居民个人筹资比重略有下降，而中西部地区农村居民个人筹资比重明显下降，东部地区高于中西部地区。

表 4 – 23　各地区新型农村合作医疗筹资结构

年份	地区	中央财政 (%)	地方财政 (%)	农村居民 个人 (%)	利息收入 (%)	其他 (%)	上年结转 (%)
2009	东部	4.85	54.61	17.98	0.30	0.78	21.49
	中部	31.78	31.21	15.33	0.18	0.08	21.43
	西部	29.72	29.27	14.12	0.21	0.59	26.08
2011	东部	9.12	59.89	16.39	0.45	0.97	13.18
	中部	39.2	33.48	10.94	0.31	0.06	16.01
	西部	42.22	26.98	10.37	0.32	0.28	19.83

资料来源：《新型农村合作医疗信息统计手册》。

第五章　中西部地区新型农村
合作医疗补偿机制

　　新型农村合作医疗制度能否实现可持续发展，受到多个因素的影响，主要原因有两个：一是农村居民是否愿意持续参合，而实际上这个因素本身又受到多个其他因素的影响，包括补偿比例、补偿模式、医疗机构服务水平、农村居民自身的身体状况、从业情况等。既有农村居民自身的原因，也有制度设计的原因，但补偿模式对农村居民持续参合的影响是显著的。二是新型农村合作医疗基金能否实现稳定而可持续的运转，不会出现透支和过度结余的问题。第一个因素与新型农村合作医疗的"自愿参加"的基本原则有关，在自愿参合的制度要求下，如何保证农村居民的持续参合是实现新型农村合作医疗制度可持续发展的关键，这就需要在补偿机制上进行合理的设计，以增强制度的吸引力。第二个因素与新型农村合作医疗"以收定支"的基本原则有关，在新型农村合作医疗相关文件中明确提出基金管理坚持"以收定支、量入为出、收支平衡"的原则，这就需要在补偿机制上进行合理设置，以保证基金能平稳而可持续地运行，既不会透支也不会出现过度结余的问题。由此可知，这两个主要原因都与补偿机制有直接的关系。

　　制定和完善补偿机制是新型农村合作医疗制度建设的基础和核心。科学合理的补偿机制一方面可以使农村居民受益更多，极大地提高新型农村合作医疗制度对农村居民的吸引力；另一方面也可以使新型农村合作医疗基金得到合理使用，充分发挥互助共济的作用，保证新型农村合作医疗制度实现财务可持续。一般来说，补偿机制主要包括统筹补偿模式、补偿范围、起付线、补偿比例、封顶线、定点医疗机构、报销方式等具体内容。

第一节　中西部地区新型农村合作医疗的补偿模式

　　按照国家2003年开展新型农村合作医疗试点工作时提出的制度安排，新型农村合作医疗以大病统筹为主，同时兼顾小病补偿，即小额医疗费用补偿，具体的统筹补偿模式及补偿方案由各地在试点过程中结合实际进行确定，一般由省级人民政府制订新型农村合作医疗制度的管理办法，县级人民政府根据上级政府的有关文件制定新型农村合作医疗制度的具体实施方案。在这一过程中，国家相关部门出台了一系列政策文件给予指导。

2003 年国务院办公厅转发原卫生部等部门《关于建立新型农村合作医疗制度的意见》，明确提出农村合作医疗基金主要补助参加新型农村合作医疗农村居民的大额医疗费用或住院医疗费用，有条件的地方，可实行大额医疗费用补助与小额医疗费用补助结合的办法，既提高抗风险能力又兼顾农村居民受益面。随后，考虑到农村居民的受益面问题，以大病统筹为主的同时，提出要兼顾门诊等小额医疗费用的补偿，对小额医疗费用补偿的重视程度明显提高。2004 年《关于进一步做好新型农村合作医疗试点工作指导意见》提出，要积极探索以大额医疗费用统筹补助为主、兼顾小额费用补助的方式，在建立大病统筹基金的同时，可建立家庭账户。在上述文件的指导下，各地基本都建立了家庭账户，用于对门诊费用进行报销。

随着新型农村合作医疗制度的不断推进，2008 年原卫生部、财政部出台的《关于做好 2008 年新型农村合作医疗工作的通知》，明确提出要开展大病统筹与门诊统筹相结合的试点，探索门诊补偿的有效方式，扩大受益面。随后，门诊统筹模式试点范围不断扩大。2010 年原卫生部办公厅《关于落实 2010 年医改任务做好农村卫生服务有关工作的通知》进一步提出，各地要逐步将新型农村合作医疗大病统筹 + 门诊家庭账户模式调整为住院统筹 + 门诊统筹模式，2010 年新型农村合作医疗门诊统筹要覆盖 50% 的统筹地区，有条件的地方要争取达到 60%，对门诊统筹模式提出了具体的计划和安排（见表 5 - 1）。

表 5 - 1　相关政策文件关于新型农村合作医疗统筹补偿模式的规定

年份	文件	内容
2003	国务院办公厅转发原卫生部等部门《关于建立新型农村合作医疗制度的意见》	农村合作医疗基金主要补助参加新型农村合作医疗农村居民的大额医疗费用或住院医疗费用，有条件的地方，可实行大额医疗费用补助与小额医疗费用补助结合的办法，既提高抗风险能力又兼顾农村居民受益面
2003	原卫生部《关于做好新型农村合作医疗试点工作的通知》	坚持大额医疗费用补助为主，努力减轻参合农村居民的大病负担。同时，也要兼顾小额医疗费用补助和适度合理的健康体检，照顾到受益的广泛性

续表

年份	文件	内容
2004	《关于进一步做好新型农村合作医疗试点工作指导意见》	要积极探索以大额医疗费用统筹补助为主、兼顾小额费用补助的方式，在建立大病统筹基金的同时，可建立家庭账户 可用个人缴费的一部分建立家庭账户，由个人用于支付门诊医疗费用；个人缴费的其余部分和各级财政补助资金建立大病统筹基金，用于参加新型农村合作医疗农村居民的大额或住院医疗费用的报销
2006	原卫生部等7部委局《关于加快推进新型农村合作医疗试点工作的通知》	新增中央和地方财政补助资金应主要用于大病统筹基金，也可适当用于小额医疗费用补助，提高合作医疗的补助水平
2008	原卫生部、财政部《关于做好2008年新型农村合作医疗工作的通知》	完善统筹补偿方案，合理使用基金。提高住院补偿水平，适当增加门诊补偿，扩大受益面 开展大病统筹与门诊统筹相结合的试点，探索门诊补偿的有效方式，扩大受益面
2009	原卫生部办公厅《关于印发2009年农村卫生工作要点的通知》	逐步推进门诊统筹试点，提高新型农村合作医疗基金使用效率和参合农村居民受益水平
2009	原卫生部办公厅《关于做好2009年下半年新型农村合作医疗工作的通知》	要逐步扩大门诊统筹试点范围，2009年在全国1/3以上的县（市、区）开始实行门诊统筹，切实提高参合农村居民的实际受益水平
2009	原卫生部等5部委《关于巩固和发展新型农村合作医疗制度的意见》	开展大病统筹+门诊家庭账户的地区，要提高家庭账户基金的使用率，有条件的地区要逐步转为住院统筹+门诊统筹模式
2010	原卫生部办公厅《关于落实2010年医改任务做好农村卫生服务有关工作的通知》	各地要逐步将新型农村合作医疗大病统筹+门诊家庭账户模式调整为住院统筹+门诊统筹模式，2010年新型农村合作医疗门诊统筹要覆盖50%的统筹地区，有条件的地方要争取达到60%
2011	原卫生部、民政部、财政部《关于做好2011年新型农村合作医疗有关工作的通知》	扩大门诊统筹实施范围，普遍开展新型农村合作医疗门诊统筹

注：作者整理。

　　现实中，各地在坚持大病统筹的基础上，所采取的具体统筹补偿模式存在明显的差异。不同的补偿模式对补偿机制的设计，直接影响农村居民的参合行为和就医行为，对农村居民的受益情况也会产生明显的影响，即使是相同的补偿模式，在具体的补偿比例和起付线等设计上有所不同，也会产生不同的政策效果。

一、新型农村合作医疗不同统筹补偿模式介绍

现阶段，各地实行的新型农村合作医疗统筹补偿模式归纳起来主要有以下三种类型："大病统筹＋门诊家庭账户"、"住院统筹＋门诊统筹"、"大病统筹"。①"大病统筹＋门诊家庭账户"是指设立大病统筹基金对住院和部分特殊病种大额门诊费用进行补偿，设立门诊家庭账户基金对门诊费用进行补偿。②"住院统筹＋门诊统筹"是指通过设立统筹基金分别对住院和门诊费用进行补偿。③"大病统筹"是指仅设立大病统筹基金对住院和部分特殊病种大额门诊费用进行补偿。在实际运行中，以上三种模式还被进一步细分出更多的模式，例如，"大病统筹＋门诊家庭账户"模式中实际上包含了"住院统筹＋门诊家庭账户"这一细分模式。大病统筹模式实际上包含了单纯住院统筹这一细分模式。

在新型农村合作医疗运行初期，为了扩大受益面，提高农村居民参合积极性，大部分地区都实行了"大病统筹＋门诊家庭账户"的模式。数据显示，截止到2004年，全国28%的试点县实行住院大病补偿模式，72%的试点县实行住院和门诊兼顾的模式，其中65%实行家庭门诊账户模式，7%实行门诊统筹模式（左延莉、胡善联等，2006）。2007年全国只有15.6%的县推行"大病统筹"模式，主要分布在东部地区，84.4%的县实行的是住院与门诊兼顾的方式，其中68.3%的县是"住院统筹＋门诊家庭账户"模式，在中西部地区甚至占到90%左右（见表5－2），成为目前主导的模式，并且尚未发现"只补小不补大"的模式（张英洁，2009）。焦克源等（2010）对甘肃省的调查发现，2009年有13%的县实行住院大病统筹模式，大部分地区实行"大病统筹（住院统筹）＋家庭账户"模式，占全部县的85%。

表5－2　2007年新型农村合作医疗统筹模式的分布

地区	大病统筹（%）	住院＋门诊统筹（%）	住院统筹＋门诊家庭账户（%）
东部	33.0	34.3	32.7
中部	9.0	1.3	89.7
西部	1.4	7.2	91.4
全国	15.6	16.1	68.3

资料来源：张英洁. 新型农村合作医疗统筹补偿方案研究［D］. 山东大学博士学位论文，2009.

样本县的调查数据显示，新型农村合作医疗试点初期，有2个样本县（宜章县和望城县）实施的是"大病统筹"的补偿模式，只补偿住院费用和部分特殊疾病大额门诊费用，对普通门诊不予报销；其他8个样本县实行的都是"大病统筹＋门诊家庭账户"的模式。2008～2009年，有3个样本县（宜章县、望城县

和荣昌县）对补偿模式进行了调整，开始实施"大病统筹＋门诊统筹"模式。截止到2009年，有7个样本县实行的都是"大病统筹＋门诊家庭账户"的模式，有3个样本县实行"大病统筹＋门诊统筹"的模式。根据后续的追踪调查发现，2010～2011年，其他7个样本县也都开始实行"大病统筹＋门诊统筹"模式，例如，四子王旗、甘谷县、友谊县从2010年开始实行门诊统筹模式，赤水市、武山县、柳林县、中阳县在2011年开始实行门诊统筹模式。截止到2011年，10个样本县全部实施了"大病统筹＋门诊统筹"模式（见表5－3）。

表5－3　样本县新型农村合作医疗补偿模式的发展过程

地区	2008年以前	2008～2009年	2010～2011年
甘谷县	大病统筹＋门诊家庭账户	大病统筹＋门诊家庭账户	大病统筹＋门诊统筹
武山县	大病统筹＋门诊家庭账户	大病统筹＋门诊家庭账户	大病统筹＋门诊统筹
赤水市	大病统筹＋门诊家庭账户	大病统筹＋门诊家庭账户	大病统筹＋门诊统筹
友谊县	大病统筹＋门诊家庭账户	大病统筹＋门诊家庭账户	大病统筹＋门诊统筹
宜章县	大病统筹	大病统筹＋门诊统筹	大病统筹＋门诊统筹
望城县	大病统筹	大病统筹＋门诊统筹	大病统筹＋门诊统筹
柳林县	大病统筹＋门诊家庭账户	大病统筹＋门诊家庭账户	大病统筹＋门诊统筹
中阳县	大病统筹＋门诊家庭账户	大病统筹＋门诊家庭账户	大病统筹＋门诊统筹
荣昌县	大病统筹＋门诊家庭账户	大病统筹＋门诊统筹	大病统筹＋门诊统筹
四子王旗	大病统筹＋门诊家庭账户	大病统筹＋门诊家庭账户	大病统筹＋门诊统筹

具体来讲，2009年各样本县实施的补偿模式如下（见表5－4）。

表5－4　2009年各样本县新型农村合作医疗统筹补偿模式

县名	模式	内容
甘谷县	大病统筹＋家庭账户	1. 家庭账户是由每人每年缴纳的20元参合费构成，以门诊医药费结算券形式返还参合农户，由参合农村居民用于门诊医药费用支付； 2. 大病统筹基金主要用于补偿大病住院费用
武山县	大病统筹＋家庭账户	1. 家庭账户是由每人每年缴纳的20元参合费构成，以《个人健康储蓄卡》的形式发放给农户； 2. 大病统筹基金主要用于补偿大病住院费用
赤水市	大病统筹＋家庭账户	1. 家庭账户由农村居民每人每年缴纳的20元参合费构成，主要用于门诊就医的自由支配或住院补偿后自负费用的报销； 2. 大病统筹是指建立统筹基金用于住院补偿、慢性病和大病的门诊补偿

续表

县名	模式	内容
宜章县	大病统筹＋门诊统筹	1. 普通门诊统筹基金按参合人数每人每年15元的标准分配，实行全县统一管理，用于参合农村居民普通门诊费用补助； 2. 大病统筹基金主要用于补偿住院及其他大额门诊费用
望城县	大病统筹＋门诊统筹	1. 门诊统筹基金按参合人数每人每年20元的标准核算； 2. 大病统筹基金主要用于大病住院补偿
友谊县	大病统筹＋家庭账户＋慢病门诊统筹	1. 参合农村居民个人缴纳的10元进入家庭账户； 2. 参合农村居民个人缴纳另外10元，加上财政补助的10元，合并进入慢病门诊统筹； 3. 大病统筹基金主要用于大病住院补偿
柳林县	大病统筹＋家庭账户	1. 门诊家庭账户基金按人均12元（门诊家庭账户基金按个人筹资额的60％提取）的标准建立； 2. 大病统筹基金按人均85元的标准统筹，主要用于参合农村居民住院补偿、非住院大额门诊补偿、正常产住院分娩定额补偿等
中阳县	大病统筹＋家庭账户	1. 门诊家庭账户基金主要用于支付参合农村居民门诊医药费用； 2. 住院统筹基金，主要用于支付参合农村居民住院医药费用、正常产住院分娩定额补助以及其他特殊病大额门诊费用
荣昌县	大病统筹＋门诊统筹	1. 门诊统筹基金由人均缴纳的20元构成，用于普通门诊补偿和孕产妇产前检查定额补偿； 2. 大病统筹基金按人均70元构成，用于住院补偿、特殊疾病补偿和孕产妇住院分娩补偿
四子王旗	大病统筹＋家庭账户	1. 家庭账户资金用于参合农村居民的门诊费用支出； 2. 大病统筹基金用于参加新型合作医疗农牧民的住院和大额医疗费用报销

注：中阳县是2010年的信息。

    赤水市 2009年继续实行"大病统筹＋家庭账户"的模式，农村居民每人每年缴纳的参合费20元全部划入家庭个人账户，主要用于门诊就医的自由支配或住院补偿后自负费用的报销，大病统筹的基金主要用于住院补偿、慢性病和大病的门诊补偿。其中，慢性病包括心脏病并发心功能不全、晚期癌症、脑血管意外后遗症（脑出血、脑血栓及脑梗塞恢复期）、慢性活动性肝炎、肺结核、癫痫、甲亢、失代偿期肝硬化、饮食控制无效糖尿病、帕金森氏病、系统性红斑狼疮等病种。慢性病种门诊就诊发生的基本治疗费和药品费比照同级医院住院比例进行报销。大额门诊治疗费包括恶性肿瘤放化疗、慢性肾功能不全透析治疗、再生障碍性贫血、白血病、血友病、精神病、体外碎石、骨折的康复、器官移植抗排异治疗等特殊病种的大额门诊治疗费用。大额门诊治疗费比照同级医院住院补偿执行，半年结报一次。赤水市从 2011 年开始推行门诊统筹制度，将逐步取消门诊家庭账户模式。

甘谷县 2009 年继续实行"大病统筹＋家庭账户"的模式，中央、省、市、县四级财政补助资金（参合农村居民人均补助 80 元）及产生的利息共同构成大病统筹基金，用于参合农村居民住院医药费用报销。家庭账户基金以农村居民个人缴纳的 20 元构成，以门诊医药费结算券形式返还参合农户，由参合农村居民用于门诊医药费用支付；如果参合家庭成员当年没有使用门诊医药费结算券，下年可继续使用；门诊医药费结算券在县内定点医疗机构流通，遗失不补。参合患者在县内定点医院看门诊，县内定点医院收取门诊医药费结算券，提供与之等值的诊疗服务。门诊医药费用超出患者所持结算券面值总额部分由患者自付，门诊医药费用不足患者所持结算券总额时定点医院用现金找零，但找零的现金数额不得超出患者所持单张结算券面值总额的 1/5。甘谷县决定从 2010 年下半年开始逐步推行门诊统筹制度。

武山县 2009 年继续实行"大病统筹＋家庭账户"的模式。2005 年武山县开始实行该模式，每人每年交纳 10 元合作医疗基金，其中 8 元建立家庭账户，2 元列为住院账户基金，和政府补助的资金一并纳入大病统筹基金，有病住院时按有关规定报销。2009 年农村居民个人缴纳的 20 元全部进入家庭账户，家庭账户基金主要用于支付家庭成员门诊医药费用和住院所发生的医药费用的自付部分，如果该家庭成员在储存当年没有动用家庭账户基金，可结转使用，但不能代替下年参合资金。各级财政补助的 80 元进入统筹基金，主要用于补助农村居民因大病住院发生的医药费用。武山县从 2011 年开始逐步开展门诊统筹的试点工作。

宜章县 2008 年以前实行的是大病统筹的模式，2008 年《宜章县新型农村合作医疗管理办法（2008 年修订）》规定，医疗费用补助暂限于按规定报销部分住院费用和规定的特殊病种患者、狂犬疫苗、甲肝疫苗、聚焦超声治疗的门诊费用。按照该政策规定，普通门诊费用是无法获得报销的。从 2008 年 7 月 1 日开始增加普通门诊补偿政策，实行的是"大病统筹＋门诊统筹"模式，普通门诊医药费用补助不设起付线，参合农村居民在县内定点医疗机构门诊就医发生的补助范围内医药费按 50%（2009 年调整为 60%）的比例给予补助，补助金额实行封顶，参合农村居民以户为单位年度内获得的普通门诊补助金总额不得超过 15 元×本户参合人数。

望城县 2008 年以前实行的一直是大病统筹模式，医疗费用补偿实行"大病住院统筹为主，兼顾贫困人群特殊疾病门诊"的原则，一般性门诊费用由个人自行支付，其中，贫困人群特殊疾病门诊费用补偿实行"定病种、定起补标准、定补偿比例、定补偿封顶线"的原则。2009年望城县开始在乌山镇试行"住院统筹（含住院分娩）＋门诊统筹（含特殊慢病门诊）"的模式，2010年继续在乌山镇推行普通门诊统筹试点，按照乡镇（中心）卫生院单次门诊费用补偿比例为30%、村卫生室单次门诊费用补偿比例为40%实施，封顶线以户为单位核算，参合农户按每户参合人数每人每年20元的标准核算年度最高门诊补偿额。

友谊县2008年以前实行的一直是"大病统筹＋家庭账户"模式。2009年实行的是"大病统筹＋家庭账户＋慢病门诊统筹"的混合模式（如果把慢病门诊统筹纳入大病统筹中，那么该模式实际上就属于"大病统筹＋家庭账户模式"），参加新型农村合作医疗的农村居民个人缴费标准为20元，其中10元列入门诊家庭账户，10元列入慢病门诊统筹。参合农村居民在全县范围内的定点医疗机构门诊就医，个人门诊费用累计报销上限为家庭账户所存金额，超出限额后不再享受门诊医药费报销待遇；慢性病起付线200元，报销比例20%，封顶线1000元，包括10个病种，高血压、乳腺癌、风湿病及类风湿病、糖尿病、肝硬化、肺心病、精神分裂症及情感性精神病、癫痫、尿毒症透析治疗、哮喘。2010年不再设立家庭账户，将统筹补偿模式调整为"住院统筹＋普通门诊统筹＋门诊慢病统筹"模式，实际上属于"大病统筹＋门诊统筹"模式，根据当地政策规定，将大病门诊费用纳入住院统筹补偿中，例如，对慢性肾功能衰竭肾透析、恶性肿瘤门诊放化疗，按住院补偿，而门诊统筹又包括普通门诊统筹和慢性病门诊统筹。

柳林县2009年实行的是"大病统筹＋家庭账户"模式，门诊家庭账户基金按人均12元（门诊家庭账户基金按个人筹资额的60%提取）的标准建立，主要用于本人及其家庭参合成员的门诊医药费补助，也可用于支付住院患者自付的费用。大病统筹基金按人均85元的标准统筹，包括住院统筹基金、非住院大额门诊补偿基金和正常产住院分娩定额补助基金三部分，主要用于参合农村居民住院补偿、非住院大额门诊补偿、正常产住院分娩定额补偿等，其中，非住院大额门诊疾病包括重症慢性病和其他费用较高的慢性疾病，确定补偿病种为16种。2011年柳林县将新型农村合作医疗统筹模式调整为"住院统筹＋门诊统筹"模式，合作医疗基金主要用于建立大病统筹、门诊统筹和风险基金，不再单独设立其他基金。

中阳县2009年实行的是"大病统筹＋家庭账户"的模式，2010年继续实行该模式，门诊家庭账户基金仍按个人筹资额的60%提取，即每人每年提取18元，主要用于支付参合农村居民的门诊医药费用，但不能用于抵顶下年度个人缴费。住院统筹基金，主要用于支付参合农村居民住院医药费用、正常产住院分娩定额补助。将恶性肿瘤（放、化疗期）、慢性肾功能衰竭透析期和白血病的门诊费用参照住院标准补偿。中阳县从 2011 年起全面开展新型农村合作医疗门诊统筹工作，推行"大病统筹 + 门诊统筹"模式，门诊统筹基金按人均 40 元设立，主要用于参合农村居民在乡村两级医疗卫生机构的普通门诊医药费用及部分病种大额门诊费用。

荣昌县 2008 年及以前实行的是"大病统筹 + 家庭账户"模式。2006 年将个人缴纳的 10 元参合费中的 8 元纳入个人家庭账户，2007 年提高标准，将个人缴纳的 10 元参合费全部纳入个人家庭账户。2009 年开始实行"大病统筹 + 门诊统筹"的模式，以前未用完的家庭账户可以延长至 2010 年底。门诊统筹基金按当年筹集基金总额的 20% 设立，包括普通门诊补偿金和孕产妇产前检查定额补偿金，风险基金按当年筹集基金总额的 10% 设立，其余 70% 全部纳入住院统筹基金，包括住院补偿金、特殊疾病补偿金和孕产妇住院分娩补偿金。

四子王旗 2009 年继续实行"大病统筹 + 家庭账户"的模式，大病统筹基金用于参加新型合作医疗农牧民的住院和大额医疗费用报销，家庭账户资金用于参合农村居民的门诊费用支出。四子王旗 2010 年取消了个人家庭账户，实行了"大病统筹 + 门诊统筹"模式。

二、"保大病"模式与"以大病为主兼顾小病"模式的对比分析

在新型农村合作医疗试点初期，相关文件都明确提出，农村合作医疗基金主要补助参加新型农村合作医疗农村居民的大额医疗费用或住院医疗费用，同时也提出有条件的地方也要兼顾小额医疗费用的补助，以照顾受益的广泛性。实际运行过程中，大部分地区都选择了"以大病为主兼顾小病"的模式，包括"大病统筹 + 门诊家庭账户"、"住院统筹 + 门诊统筹"等具体模式，也有少数地区选择了"保大病"的模式，主要是"住院统筹"这一具体模式。例如，广东省高要市 2006 年出台《关于推进我市 2006 年度新型农村合作医疗工作的意见》明确提出，该市新型农村合作医疗只保住院，不保门诊。甘肃省也有部分县实行"保大病"的补偿模式。"保大病"模式与"以大病为主兼顾小病"模式在许多方面的差异是非常明显，具体如下：

（1）"逆向选择"的表现程度存在明显差异。在"保大病"的模式下，逆向选择问题比较突出，一些健康状况相对较差的人会表现出更大的积极性，而健康状况较好的人则不愿参加，即使参加了，也可能会由于后期的受益程度偏低而逐渐选择退出，最终导致参加新型农村合作医疗的人都是疾病风险较高的人，后果是容易带来新型农村合作医疗基金出现运行风险，进一步导致新型农村合作医疗制度出现不可持续的问题。

在"以大病为主兼顾小病"模式中，既考虑了大病的补偿问题，也考虑了一些常见病、慢性病等小病的门诊补偿问题，具有广泛的受益面，覆盖面也相对较大，使得逆向选择问题的表现程度相对较小，一些健康状况较好的人也有积极性参加新型农村合作医疗。

（2）受益面存在一定的差异。农村地区居民的住院率和门诊率往往受到多种因素的综合影响，而且住院率要明显低于门诊率，一般情况下，只有少数人会出现大病或需要住院，如果实行"保大病"的补偿模式，则只有这些少数人看病才能获得报销，导致最终的受益面非常狭窄。一些日常的小病门诊和慢性病门诊患者都无法获得报销，但实际上这些患者所占比重非常大，许多农村居民正是因为没有很好地对小病进行治疗，而拖成大病，所以不保小病的模式必然导致较小的受益面。

在"以大病为主兼顾小病"模式中，除了大病可以获得报销外，一些小病门诊也可以获得报销，而一般情况下，农村居民对门诊的需求本身也比较强烈，这种模式可以极大地提高农村居民的受益面。

（3）道德风险的大小存在很大差异。在"保大病"模式下，意味着只有大病（住院）才可以获得报销，小病无法获得报销，在监管机制不健全的背景下，这种制度设计，非常容易导致"小病大治"的道德风险。许多农村居民在看病就医时，一方面，医院为了能增加医疗费用并从更高的医疗费用中获得收益，往往会通过医生诱导农村居民选择住院；另一方面，农村居民本人为了能获得报销也有住院的强烈需求，这样，医生和农村居民合谋直接导致出现"小病大治"的道德风险问题。实际上，这一现象的结果是医院最终受益，而农村居民根本没有从中受益，因为本来花费较少的病，大治以后，总的花费增加了，在获得新型农村合作医疗报销以后自付的费用也明显增加，看病贵的问题不但没有缓解，反而更加突出。实际上，"小病大治"的问题也极容易导致合作医疗基金的运行安全出现问题，影响制度的可持续发展。现实中，许多调查已经发现，在我国中西部地区，普遍存在"小病大治"的问题。例如，荆州区对2010年新型农村合作医疗运行状况的调查显示，"小病大治"现象突出，不符合新型农村合作医疗方案的设计，导致补偿率偏低。农工党山西省委宣传部副部长胡小龙反映，一些新型农村合作医疗定点医院为了本单位的利益，存在"小病大治"的问题（王象礼，2009）。

在"以大病为主兼顾小病"模式中，由于大病和小病都可以获得报销，所以出现"小病大治"或"门诊转住院"道德风险的可能性相对较小，但是如果大病和小病补偿程度过于悬殊，也会增加道德风险。

三、不同补偿模式与新型农村合作医疗制度的可持续发展

就"保大病"模式与"以大病为主兼顾小病"而言，由于"保大病"模式对小病不予报销，使得一些常见病和多发病患者的参合积极性会相对较低，该模式总体受益面较窄的问题也容易导致持续参合的目标难以实现。"保大病"模式容易诱发"小病大治"的道德风险，进而带来较大的基金透支风险，容易导致基金运行的不可持续问题。相对来说，"以大病为主兼顾小病"模式可以有效缓解上述问题，有利于实现新型农村合作医疗的可持续发展。调查显示，样本地区实行的都是"以大病为主兼顾小病"补偿模式，有助于促进新型农村合作医疗的可持续发展。

第二节　中西部地区新型农村合作医疗基金支出结构

新型农村合作医疗基金按照用途一般被分为大病统筹基金、门诊基金和风险基金三部分，大病统筹基金主要用于补助参合农村居民因住院发生医药费用，同时还包括对恶性肿瘤放化疗、慢性肾功能不全透析治疗、再生障碍性贫血、白血病、血友病等一些大额门诊治疗费的补助，以及慢性病门诊费用的补偿，门诊基金主要用于门诊费用的补偿，风险基金作为专项储备资金，主要用于弥补一些不可逆因素导致合作医疗基金非正常超支、临时周转困难。

从新型农村合作医疗基金分配结构来看，调研数据显示，各样本县大病统筹基金、门诊基金和风险基金的结构存在明显差异，但平均来讲，大病统筹基金所占比重在80%左右，门诊基金一般在10%以上，风险基金一般为3%~10%。武山县2009年新型农村合作医疗基金中住院基金占80.31%，门诊基金（家庭账户基金）占19.63%，风险基金占0.06%。赤水市2008年大病统筹基金占88.93%，门诊基金占比为11.07%，风险基金占比为5.39%。2009年甘谷县新型农村合作医疗基金没有新提取风险基金，住院基金占比为75.75%，门诊基金占比为24.75%。友谊县2009年大病统筹基金占比82%，门诊基金占比9%，风险基金占比9%。柳林县2009年大病统筹基金占比85.15%，门诊基金占比11.81%，风险基金占比3.04%。中阳县2009年大病统筹基金占比85.19%，门诊基金占比11.81%，风险基金占比3.00%。荣昌县将新型农村合作医疗基金分为大病统筹基金、门诊统筹基金和风险基金，2009年大病统筹基金占比70.00%，门诊统筹基金占比20.00%，风险基金占比10.00%（见表5-5），2012年数据显示，

住院统筹基金占比 77.1%，门诊统筹基金占比 14.5%，风险基金占比 8.4%。四子王旗 2009 年大病统筹基金占比 81.73%，门诊基金占比 18.27%，当年没有提取风险基金。

表 5-5 2009 年不同地区新型农村合作医疗基金分配情况

地区	大病统筹基金（%）	门诊基金（%）	风险基金（%）
甘谷县	75.25	24.75	—
武山县	80.31	19.63	0.06
赤水市	88.93	11.07	5.39
友谊县	82.00	9.00	9.00
柳林县	85.15	11.81	3.04
中阳县	85.19	11.81	3.00
荣昌县	70.00	20.00	10.00
四子王旗	81.73	18.27	—

注：（1）赤水市的数据是 2008 年的。

（2）宜章县和望城县的数据缺失，因为这两个县实行的是门诊统筹，在统计报表中，门诊统筹基金和大病统筹基金都统计在统筹基金项目下，二者从报表中无法区分。

从新型农村合作医疗基金的实际支出结构来看，调研数据显示，各样本县基本坚持了以大病为主的基本原则，大部分样本县的新型农村合作医疗基金中超过 80% 的份额用于补偿住院医疗费用，有的县用于住院补偿的基金份额甚至超过了 90%。新型农村合作医疗基金中用于门诊补偿的基金比重不同。例如，武山县 2009 年新型农村合作医疗基金支出中，用于住院补偿的比重为 85.2%，用于门诊补偿的比重为 13.9%，不到 20%，其他基金支出主要用于正常住院分娩等补偿支出，比重不到 1%。柳林县 2009 年新型农村合作医疗基金支出中，用于住院补偿的比重为 92.9%，用于门诊补偿的比重为 5.2%（见表 5-6），其他基金支出主要用于正常住院分娩和特殊门诊大额门诊费用补偿支出，比重不到 2%。

表 5-6 2009 年各样本县新型农村合作医疗基金支出结构

地区	住院补偿支出（%）	门诊补偿支出（%）
甘谷县	93.8	5.6
武山县	85.2	13.9
赤水市	83.6	13.5
宜章县	89.1	3.8

地区	住院补偿支出（%）	门诊补偿支出（%）
望城县	94.8	0.8
友谊县	99.4	0.6
柳林县	92.9	5.2
中阳县	92.1	6.3
荣昌县	76.7	22.6
四子王旗	89.2	6.9

第三节　中西部地区新型农村合作医疗的住院补偿

不同地区在推动新型农村合作医疗的过程中，除了补偿模式不同外，在具体补偿技术环节方面也存在明显差异。即使采用相同的补偿模式，在具体的补偿技术环节方面也会存在差异，例如，起付线、封顶线、报销比例、补偿范围、定点医疗机构等，这种差异最终会体现为实际的补偿效果和补偿水平不同，进而会导致新型农村合作医疗的制度吸引力和可持续发展受到影响。

考虑到现行的新型农村合作医疗政策主要是以大病统筹为主，而且住院和大病对农村居民的影响更大，所以本书重点对住院补偿进行分析。不同地区实行的住院统筹模式在具体的补偿技术环节设计上存在明显的差异，但是无论何种设计，最终都会体现为补偿水平和补偿程度的不同。

一、不同地区新型农村合作医疗住院补偿水平存在明显差异

调查发现，不同地区在住院补偿的具体制度设计方面存在较大的差异，为了更加直观地比较和分析，以 2009 年县级医疗机构的住院补偿为例，分析不同地区在起付线、补偿比例、封顶线等方面的差异。样本县的调查数据显示，不同地区县级医疗机构住院起付线的标准为 100～300 元，住院补偿比（名义补偿比）的差异比较大，最低的样本县为 45%，最高的样本县达到 80%，相对来说，各样本县关于住院补偿封顶线方面的差异非常小，除了友谊县相对较低外，大部分县都设定为 30000 元（见表 5－7）。

表5－7　2009年不同地区关于县级医疗机构住院补偿的相关规定

地区	起付线（元）	补偿比例（％）	封顶线（元）
甘谷县	100	80	30000
武山县	100	75	30000
赤水市	200	55	30000
宜章县	300	55	30000
望城县	200	60	30000
友谊县	200	45	12000
柳林县	250	70	30000
中阳县	200	65	30000
荣昌县	300	45	30000
四子王旗	—	—	35000

注：四子王旗的部分数据缺失。

　　与名义补偿比相对应，实际补偿比是最能直接反映新型农村合作医疗政策补偿效果的指标，实际补偿比是已经剔除起付线和自付费用的影响后，按照规定的补偿政策所能获得的最终补偿份额，反映的是农村居民关于医疗费用的最终受益水平，是农村居民最直接、最现实、最关注的利益问题，直接影响农村居民对新型农村合作医疗政策的评价，以及后续的参合行为和就医行为。样本调查数据显示，不同县的实际住院补偿比存在一定的差异，最低的样本县实际住院补偿比不足30％，大部分样本县的实际住院补偿比都在40％～50％，最高的样本县为54.9％，不足60％（见图5－1）。

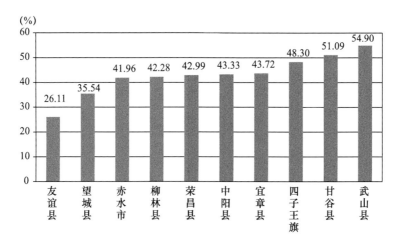

图5－1　2009年不同地区实际住院补偿比

二、新型农村合作医疗的住院补偿水平不断提升，但实际补偿水平仍然偏低

在"以大病统筹为主"的制度框架下，住院补偿水平的高低直接反映了新型农村合作医疗制度整体的政策作用和效果。调查数据显示，近年来中西部地区的住院补偿水平在不断提高，一方面，表现为政策规定的住院补偿水平在不断提高，如补偿起付线、名义补偿比、封顶线等；另一方面，表现为实际的住院补偿比不断提高。

从名义补偿水平的变化情况来看，调查显示，近几年样本县通过调整补偿方案，使得住院起付线不断降低，名义住院补偿比不断提高，封顶线逐步增加。

宜章县 2010 年进一步调整住院补偿方案，住院起付线调整为：将乡镇卫生院（除中心卫生院外的乡镇一级卫生院）的住院起付线由 200 元调整为 120 元，中心卫生院（黄沙中心卫生院、里田中心卫生院、瑶岗仙中心卫生院、城关中心卫生院、城南中心卫生院、白石渡中心卫生院、杨梅山中心卫生院）的住院起付线由 200 元调整为 150 元，乡镇二级定点医疗机构（岩泉中心卫生院、梅田中心卫生院、县妇幼保健院）的住院起付线由 300 元调整为 200 元，县内民营定点医疗机构（国泰医院）的住院起付线由 350 元调整为 300 元。县内二级定点医疗机构（县人民医院、县中医院）的住院起付线维持 400 元不变，市内县外二级定点医疗机构的住院起付线维持 600 元不变，市三级定点医疗机构的住院起付线维持 700 元不变，市外定点医疗机构的住院起付线维持 800 元不变，非定点医疗机构的住院起付线维持 1500 元不变。住院报销比例调整为：乡镇二级定点医疗机构（岩泉中心卫生院、梅田中心卫生院、县妇幼保健院）的住院报销比例由 65% 提高到 70%，县人民医院的住院报销比例由 60% 提高到 65%，县中医院的住院报销比例由 65% 提高到 70%（见表 5 - 8），县内民营定点医疗机构（国泰医院）的住院报销比例由 60% 提高到 65%，市内县外二级、市三级、市外定点医疗机构的住院报销比例由 45% 提高到 50%，非定点医疗机构的住院报销比例由 35% 提高到 40%，乡镇卫生院和中心卫生院的住院报销比例维持 80% 不变。

表 5 - 8　宜章县 2010 年住院补偿政策调整情况

项目		乡镇二级定点医疗机构	县内二级定点医疗机构	市外定点医疗机构
起付线（元）	调整前	300	400	800
	调整后	200	400	800
补偿比例（%）	调整前	65	60	45
	调整后	70	65	50

友谊县 自 2006 年 12 月开始试点新型农村合作医疗，2008 年住院补偿政策规

定，乡镇卫生院起付线为 50 元，报销比例为 50%，县级定点机构起付线为 200 元，报销比例为 40%，县外医院起付线为 600 元，报销比例为 25%。2009 年调整补偿方案，乡镇卫生院起付线为 50 元，报销比例为 55%，县级定点医院起付线为 200元，报销比例为 45%，县外医院起付线为 600 元，报销比例为 25% （见表 5 – 9）。

表 5 – 9   友谊县 2009 年住院补偿政策调整情况

项目		乡镇卫生院	县级定点机构	县外医院
起付线（元）	调整前	50	200	600
	调整后	50	200	600
补偿比例（%）	调整前	50	40	25
	调整后	55	45	25

甘谷县 2008 年对新型农村合作医疗补偿政策进行了调整，在住院医药费报销方面，乡级医疗机构、县级医疗机构、市级医疗机构、省级医疗机构起付线分别下调为 50 元、100 元、500 元、800 元，报销比例分别提高到 85%、75%、60%、50%。2009 年又进一步调整了实施方案，重点对补偿政策进行了调整，乡级医疗机构的住院补偿比提高到 90%，县级定点医院住院补偿比提高到 80%，市级定点医疗机构住院补偿比维持 60% 不变（见表 5 – 10），省级定点医疗机构住院补偿比维持 50% 不变。

表 5 – 10   甘谷县 2009 年住院补偿政策调整情况

项目		乡级医疗机构	县级医疗机构	市级医疗机构	省级医疗机构
起付线（元）	调整前	50	100	500	800
	调整后	50	100	500	800
补偿比例（%）	调整前	85	75	60	50
	调整后	90	80	60	50

武山县 2008 年不断调整和完善《新型农村合作医疗实施方案》。逐年提高报销比例，乡级医疗机构由 2005 年的 45% 提高到了 80%，县级医疗机构由 45% 提高到了 70%，市级医疗机构由 35% 调整为 60%，省级医疗机构由 35% 调整为50%。降低起付线，乡级医疗机构由 100 元降为 50 元，县级医疗机构由 300 元调整为 100 元，市级医疗机构由 600 元调整为 500 元，省级医疗机构由 1000 元调整为 800 元（见表 5 – 11）。提高封顶线，在各级医疗机构住院，医药费用报销最高限额由 1 万 ~2 万元提高到了 3 万元。2012 年对实施方案进行了再次调整，补偿比例进一步提高，封顶线提高到 8 万元，但是起付线也有所提高。

表 5 - 11　2005 ~ 2012 年武山县医疗机构住院补偿政策调整情况

年份		乡级医疗机构	县级医疗机构	市级医疗机构	省级医疗机构
起付线（元）	2005	100	300	600	1000
	2008	50	100	500	800
	2012	100	300	800	3000
补偿比例（%）	2005	45	45	35	35
	2008	80	70	60	50
	2012	85	75	65	60

　　从实际住院补偿比的变化情况来看，2003 年新型农村合作医疗实施初期，由于基金规模有限，导致新型农村合作医疗的补偿水平相对偏低，胡善联（2004）对全国数据的分析结果显示，2003 年实际住院补偿比为 31.31%，其中县级医院实际住院补偿比为 34.13%，乡镇卫生院实际住院补偿比为 37.23%，补偿水平总体上相对偏低。随着新型农村合作医疗筹资标准和基金规模的扩大，住院补偿比不断提高。样本县调查数据显示，2009 ~ 2010 年大部分样本县的实际住院补偿比得到提高，提升较为明显的是宜章县、望城县、友谊县和四子王旗，其中，宜章县和四子王旗 2010 年的实际住院补偿比已经超过 50%（见图 5 - 2）。

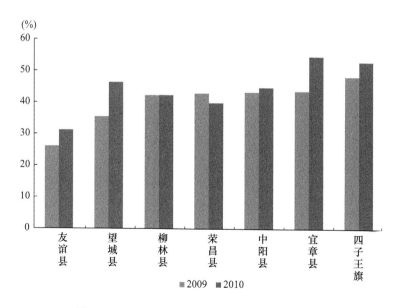

图 5 - 2　2009 ~ 2010 年各样本县实际住院补偿比

注：赤水市、甘谷县和武山县缺失 2010 年的数据。

其他相关的调查研究也表明，近年来，新型农村合作医疗的实际住院补偿比在不断提高。以吉林省为例，2007～2010年吉林省新型农村合作医疗次均住院费用、次均补偿费用均有不同程度的增加，实际住院补偿比也在不断提高，从2007年的34.95%提高到2010年的41.99%，但是数据显示，实际住院补偿比仍然相对偏低，不足50%（见表5-12）。

表5-12 2007～2010年吉林省新型农村合作医疗住院情况

年份	住院人次（人）	次均住院费用（万元）	次均补偿费用（万元）	补偿比（%）
2007	477236	2542.3	848.37	34.95
2008	639827	3129.65	1131.46	38.00
2009	742903	3617.8	1345.79	37.22
2010	887838	4173.27	1710.71	41.99

虽然中西部地区新型农村合作医疗住院补偿水平在不断提高，但是现阶段，样本地区的数据显示，中西部地区新型农村合作医疗的实际住院补偿水平仍然相对偏低。新型农村合作医疗是一项社会医疗保险计划，按照保险学的观点，医疗保险的补偿水平只有达到50%以上才会产生风险共济的作用（于保荣等，2008）。目前城镇居民医疗保险的补偿水平大多维持在50%～60%的水平，高于目前中西部地区新型农村合作医疗的补偿水平，世界卫生组织建议实际住院补偿比应该达到70%[1]，明显高于新型农村合作医疗现行的补偿水平，因此，相对来讲，从最终的补偿结果来看，中西部地区新型农村合作医疗的住院补偿水平仍然相对偏低，农村居民自付费用相对较高，新型农村合作医疗减轻农村居民疾病经济负担的效果还比较有限，对缓解农村居民看病贵问题的作用还无法有效发挥。

【案例一】根据2009年对望城县乌山镇团山湖村的调研发现，5月本村共有12名（13人次）农村居民住院获得报销，但是数据显示，实际住院补偿比例相对较低。住院补偿比例最低的农村居民只获得10.6%的住院补偿费用，住院医疗机构是中南大学湘雅三医院，属于县外医院。住院补偿比例最高的农村居民获得52.5%的住院补偿费用，住院医疗机构是望城县人民医院，属于县级医疗机构。在12名获得报销的农村居民中，有8名农村居民获得的实际住院补偿比低于30%，而且有3名患者获得的实际住院补偿比甚至低于20%，另外有4名农村居民获得的住院补偿比虽然大于30%，但仍然没有达到50%的水平。

---

① 世界卫生组织对筹资公平性曾提出了一些倡导，提出为了保证卫生筹资的公平性，应把使用者付费水平控制在30%以下，以此为据，参合者的补偿比应至少达到70%。

表5-13 2009年5月望城县乌山镇团山湖村新型农村合作医疗住院费用补偿情况

补偿对象	就医机构	住院费用（元）	补偿金额（元）	实际住院补偿比（%）	补偿日期
黄某	中南大学湘雅三医院	37617.69	4000	10.6	2009-4-29
易某	望城县妇幼保健院	3470	500	14.4	2009-5-6
何某	乌山镇卫生院	2828.7	500	17.7	2009-5-4
朱某	县疾病预防控制中心	428	86	20.1	2009-5-15
孟某	乌山镇卫生院	2484.4	500	20.1	2009-5-18
吕某	乌山镇卫生院	2431.1	500	20.6	2009-5-6
刘某	湖南省肿瘤医院	6299.78	1479	23.5	2009-5-18
刘某	湖南省肿瘤医院	18920.8	4924	26.0	2009-4-29
胡某	乌山镇卫生院	983.2	300	30.5	2009-5-5
杨某	望城县人民医院	4247.77	1931	45.5	2009-5-20
朱某	望城县人民医院	5673.61	2738	48.3	2009-5-11
谭某	望城县人民医院	3590.44	1775	49.4	2009-5-4
黄某	望城县人民医院	5105.27	2681	52.5	2009-4-29

【案例二】2011年荣昌县清升镇一位农村居民参加了合作医疗保险，在泸州务工，2月在泸州医学院附属医院因肾囊进行手术治疗，花了9277.65元，通过荣昌县合作医疗报销费用1320元，实际住院补偿比仅为14.3%。具体来说，该农村居民住院医疗费用总额为9277.65元，其中，自费项目为3858.40元，可报销费用为5419.25元，按照2011年的补偿政策，三级医院的起付线为1000元，所以再减去1000元起付线，最终实际剩余可报销的费用为4419.25元，按2011年的补偿政策，三级医院的补偿比例为30%，共报销金额为1325.78元。虽然该农村居民住院的医疗机构是县外三级医院，理论上补偿比例要低于县内医疗机构，但是相对来讲，实际补偿比仍然偏低。

从新型农村合作医疗的相关文件可知，建立新型农村合作医疗制度的主要目的是减轻农村居民因疾病带来的经济负担，缓解因病致贫和因病返贫问题，为此，相关政策文件不断提高新型农村合作医疗补偿标准，尤其是住院补偿标准。但是现实中，随着住院补偿标准的提高，相应地，住院医疗费用也在不断增加，最终导致新型农村合作医疗的实际补偿比并没有随着名义补偿比的提高而发生明显变化，仍然相对较低，自付比例相对较高，从部分中西部地区新型农村合作医疗的实际运行情况来看，实施新型农村合作医疗前后相比，农村居民的自付医疗费用不但没有减少，反而提高了，新型农村合作医疗减轻农村居民疾病经济负担的效果非常有限。根据 2010 年初对贵州省道真县平模镇兴宝村的调查发现，当地农村居民普遍反映，看病的医疗费用比实施新型农村合作医疗之前有了明显的提高，虽然获得了报销，但是自付的费用依然很高。郑蕾（2011）对西部某县开展新型农村合作医疗情况进行了长期跟踪考察，资料显示，该县新型农村合作医疗开展前的 2002～2004 年，农村居民自付住院医疗费用三年平均 1583. 74 元，新型农村合作医疗开展后的 2006～2010 年，参合农村居民住院按政策补偿之后，农村居民个人自付的住院医疗费用五年平均 1733. 29 元，农村居民的住院费用自付比例仍然高达 60% 以上，参合农村居民个人自付的住院医疗费用不但没有减少反而比新型农村合作医疗开展前提高了 149. 55 元（见表 5－14）。

表 5－14　西部某县新型农村合作医疗开展前后农村居民住院自付医疗费用比较

	年份	筹资标准（元）	人次均住院费用（元）	人次均住院补助（元）	人次均住院自费（元）	自费比例（%）
新型农村合作医疗开展前	2002 年	—	1279. 57	—	1279. 57	100%
	2003 年	—	1368. 51	—	1368. 51	100%
	2004 年	—	2103. 15	—	2103. 15	100%
	3 年平均	—	1583. 74	—	1583. 74	100%
新型农村合作医疗开展后	2006 年	50	2204. 43	753. 19	1451. 24	65. 83
	2007 年	50	2578. 48	718. 15	1860. 33	72. 15
	2008 年	90	2646. 75	1006. 61	1604. 14	61. 97
	2009 年	100	2716. 72	1069. 84	1646. 88	60. 62
	2010 年	150	3323. 99	1256. 11	2067. 88	62. 11
	5 年平均	88	2694. 07	960. 78	1733. 29	64. 34
增长		—	1110. 33		149. 55	—

资料来源：西部某县开展新型农村合作医疗前的基线调查和新型农村合作医疗开展后逐年年报。

新型农村合作医疗的实际住院补偿水平相对偏低，特别是一些中部地区的实际住院补偿比反而低于西部地区，说明这些地区需要进一步提高财政资金补助，并科学合理设计补偿方案，以提高农村居民的实际受益水平。通过不断提高新型农村合作医疗的补偿水平，逐渐达到城镇居民医疗保险的补偿水平，进一步实现城乡医疗保障一体化。

三、不同级别医疗机构的补偿水平存在差异，但是住院患者向基层医疗机构倾斜的政策意图并没有完全实现

根据国家关于新型农村合作医疗政策的相关规定，各地在制定新型农村合作医疗补偿方案时要对不同级别的医疗机构设定不同的补偿标准，乡、县及县以上医疗机构补偿比例应从高到低逐级递减，目的是引导病人到基层医疗机构就诊。各地在具体执行过程中都坚持了这一原则，对不同级别医疗机构实行有差别的补偿比例。样本调查数据显示，不同级别医疗机构的住院补偿比例存在明显差异，呈现出以下几个特点（见表5-15、图5-3）：

表5-15 2009年样本县不同级别医疗机构的名义住院补偿比

地区	乡镇卫生院（%）	县医院（%）	县以上医院（%）
甘谷县	90	80	60
武山县	90	75	60
赤水市	70	55	40
宜章县	60	55	45
望城县	70	60	40
友谊县	55	45	25
柳林县	80	70	50
中阳县	75	65	45
荣昌县	75	45	20

注：柳林县对市以上医院的补偿比例为45%，中阳县为40%；四子王旗的数据缺失。

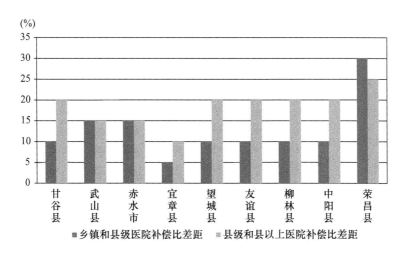

图5-3 2009年样本县不同医疗机构名义住院补偿比差距

（1）大部分样本县设定的乡镇卫生院和县医院之间的住院补偿比例差距为10%～15%，这两类医疗机构的补偿比例差距最小的宜章县相差仅5%，差距最大的荣昌县相差达30%。

（2）大部分样本县设定的县医院与县以上医院之间的住院补偿比例差距为15%～20%，这两类医院的住院补偿比例差距最小的宜章县相差仅10%，差距最大的荣昌县相差达25%。

（3）大部分样本县规定的县医院与县以上医院之间的住院补偿比例差距要大于乡镇卫生院和县医院之间的住院补偿比例差距。有6个样本县体现出这样的特点，还有2个样本县的两类差距是相同的，只有1个样本县的县医院与县以上医院之间的补偿比例差距小于乡镇卫生院和县医院之间的补偿比例差距。

（4）不同级别医疗机构关于名义住院补偿比和实际住院补偿比二者之间的大小和变化特点存在不一致性。虽然各地制定的新型农村合作医疗补偿方案都将乡镇卫生院的名义补偿比设定的高于县级医疗机构，但是，由于名义补偿比和实际补偿比之间的不一致性，使得最终却出现县级医疗机构的实际补偿比高于乡镇卫生院的情况。以2009年对望城县乌山镇团山湖村农村居民5月的住院补偿情况为例，数据显示，5月份一共有12名（13人次）农村居民获得住院补偿，其中，有4名村民在县人民医院住院（村民5、村民6、村民7、村民8），有4名村民在镇卫生院住院（村民10、村民11、村民12、村民13），虽然政策规定的乡镇卫生院的名义补偿比高于县级医疗机构10%，但是从实际补偿情况来看，县级医疗机构的实际住院补偿比却明显高于乡镇卫生院（见图5-4）。

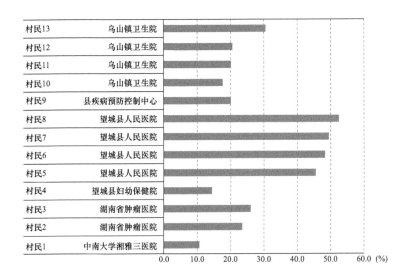

图5-4　2009年5月望城县乌山镇团山湖村农村居民实际住院补偿比

通过对不同级别医疗机构实行有差别的梯次住院补偿比例，可以引导病人合理流向，使得病人住院更多向基层医疗机构倾斜，但是不同的设计方案带来的效果却存在很大差异，导致病人在不同医疗机构的分布结构差异明显。样本县的调查数据显示，住院补偿人次数分布在乡镇级医疗机构的比例最低的甘谷县为15.3%，最高的中阳县为70.5%；住院补偿人次数分布在县级医疗机构的比例最低的中阳县为14%，最高的甘谷县为60.5%；住院补偿人次数分布在县外医疗机构的比例最低的荣昌县为2.9%，最高的友谊县为53.1%。

（1）大部分样本县的乡镇级和县级医疗机构的住院补偿人次比例超过70%，住院患者主要集中在县乡两级医疗机构，包括甘谷县、武山县、四子王旗、赤水市、宜章县、荣昌县、柳林县和中阳县8个县（市、旗）。

（2）大部分样本县的乡镇级医疗机构住院补偿人次分布比例都高于县级医疗机构，包括友谊县、赤水市、望城县、宜章县、荣昌县、柳林县、中阳县等7个县（市、区），说明样本县的乡镇级和县级医疗机构实行有差别的补偿政策有效地发挥了引导病人流向的作用。相对来讲，甘谷县和武山县的乡镇级医疗机构住院补偿人次分布比例却低于县级医疗机构，主要的原因是虽然县级医疗机构的补偿比例低于乡镇级医疗机构，但是依然超过75%，明显高于其他样本县，对农村居民具有较高的吸引力，加之交通方便、医疗条件好等因素，当农村居民有住院医疗需求时，更愿意选择在县级医疗机构住院治疗。

（3）部分样本县的县级医疗机构住院补偿人次分布比例居然低于县外医疗机构，包括望城县、友谊县、柳林县和中阳县4个样本县。尽管各地在新型农村合作医疗住院补偿政策的具体设计上，将县级医疗机构和县外医疗机构的住院补偿比例拉开明显的差距，例如，望城县、友谊县、柳林县和中阳县等样本县关于两类医疗机构之间的住院补偿比例差距达到20%，但是住院人次分布却呈现相反的结构。这说明，除了名义住院补偿比之外，还有其他因素影响住院患者关于就医地点选择的行为，仅仅依靠拉开住院补偿差距还难以起到明显的引导病人流向的政策效果。

（4）只有少数几个样本县的住院人次在三类不同级别医疗机构之间的分布结构完全符合梯次分布的特点。按照各地制定新型农村合作医疗补偿政策的意图，乡镇级医疗机构、县级医疗机构、县外医疗机构的住院人次分布结构应该呈现由多到少的梯次分布特点，但是，调查数据显示，目前只有赤水市、宜章县和荣昌县三个样本县的住院人次分布结构完全符合这样的政策设计意图，体现了住院患者更多向基层医疗机构倾斜的基本特点，大部分样本县（7个样本县）的住院人次分布结构并没有完全体现出梯次分布的特点，住院患者向基层医疗机构倾斜的政策意图并没有完全体现（见图5-5）。

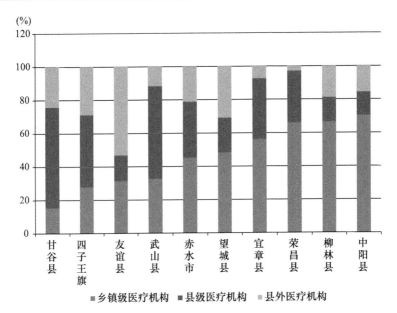

图 5－5　2009 年不同样本县的住院补偿人次分布

四、住院补偿标准频繁调整，不利于补偿效果的体现

新型农村合作医疗自 2003 年试点以来，补偿标准就开始频繁调整，调整补偿标准的主要原因是新型农村合作医疗刚刚开始运行，许多做法都处在探索总结阶段，需要不断地调整以达到合理的状态，各地采取的基本做法是"试运行法"，即在运行过程中，如果基金结余较少，甚至出现透支，那么下年的补偿标准就会调低一点，如果基金结余过多，那么下年的补偿标准就调高一点，当地会根据基金的使用情况随时调整补偿标准，每年调整一次补偿标准在中西部地区是非常普遍的现象，有些县甚至一年调整多次。频繁调整补偿标准的另一个原因是筹资标准本身在不断调整，导致补偿标准不得不随之做出相应调整。现实中，补偿标准的频繁调整对新型农村合作医疗的可持续发展非常不利，科学性和严谨性不强，随意性突出，使得参合农村居民的受益出现不公平，例如，可能会出现同年内缴费相同、患同一种疾病、住院费用相同的参合农村居民得到完全不同的费用补偿，导致农村居民对新型农村合作医疗的评价进一步降低，影响农村居民的后续参合行为，进而影响新型农村合作医疗的可持续发展。

内蒙古乌兰察布市 2009 年内对新型农村合作医疗工作方案进行了 3 次调整。取消了县、乡两级定点医疗机构起付线，封顶线由 2 万元提高到 3.5 万元，慢性病报销病种由 10 种增加到 23 种，制定了蒙中医药优惠政策，对采用蒙医药治疗的报销比例提高15%，采用中医药治疗的报销比例提高10%，农村牧区独女户、双女结扎户报销比例提高5%，对住院分娩产妇给予定额补助，对大额医药费用进行二次补偿。这种现象在其他地区也存在，一年一调整的现象更加普遍。

一般来讲，各地在调整补偿标准过程中，采取的做法基本都是随着筹资水平的提高而不断提高补偿标准，包括提高补偿比例、降低起付线、提高封顶线等，但是也有一些地区会采取降低补偿标准的反向调整，甚至还有一些地方采取的做法是提高和降低补偿标准的交替性调整。例如，云南省巍山县就采取了反向的调整方法，使得补偿标准下降。2010年每人每年的筹资标准是20元，2011年提高到30元，而门诊补偿封顶线却由原来的300元降低到200元，住院补偿起付线县级由原来的100元提高到200元，乡镇级医疗机构由原来的50元上升到100元，这离农村居民的筹资额增加，其补偿比例也离增长的期望值越来越远，导致此项制度对农村居民的吸引力下降（杨琴芝，2011）。武山县就曾出现新型农村合作医疗补偿标准的交替性调整，"试运行"特点体现得非常突出。2005～2012年，武山县乡镇医疗机构的住院起付线从100元下调到50元，后来又上调到100元，对县级医疗机构的住院起付线从300元下调到100元，后来又上调到300元，对市级医疗机构的住院补偿起付线从600元下调到500元，后来又上调到800元。

五、住院分娩基本都得到新型农村合作医疗补偿，主要的补偿方式是定额补偿，具体的补偿标准存在明显的地区差异

近年来，国家为了进一步提高农村孕产妇住院分娩率，保障母婴安全，降低孕产妇和婴儿死亡率，不断加大对孕产妇住院分娩的补助力度，一方面将其纳入公共卫生服务中予以保障；另一方面通过新型农村合作医疗给予补助。

根据各地实施新型农村合作医疗的基本情况，样本县都对孕妇住院分娩进行了补偿，主要体现了以下几个特点：

（1）大部分地区对于正常分娩采取的补偿政策是定额补偿方式，对剖宫产和有并发症的分娩一般采取的补偿方式是按照住院标准进行比例补偿。例如，赤水市、武山县、望城县、宜章县、柳林县等。

（2）不同地区实行的具体补偿标准存在明显的地区差异。例如，有的样本县对孕产妇在县级医院正常住院分娩的医疗费用给予300元的补助，有的样本县补助标准达到550元。

（3）有的样本县对住院分娩的定额补偿针对不同医疗机构实行统一标准，也有的样本县针对不同机构实行不同的定额补偿标准。例如赤水市、宜章县、望城县、甘谷县、柳林县针对不同医疗机构给予的定额补偿标准是不同的，而中阳县等样本县对住院分娩的定额补偿标准不再区分不同医疗，都实行统一的标准。

（4）一些地区为了达到控费的目的，对不同医疗机构的住院分娩医疗费用进行了限定（见表5-6）。例如，甘谷县、武山县、宜章县、望城县和四子王旗等。

表5-16 2009年样本县住院分娩补偿情况（正常住院分娩）

地区	补偿方式	补偿标准	限价收费
甘谷县	定额补偿	县级300元	是
武山县	定额补偿	—	是
赤水市	定额补偿	县级550元	否
宜章县	定额补偿	县级550元	是
望城县	定额补偿	县级550元	是
柳林县	定额补偿	县级300元	否
中阳县	定额补偿	统一300元	否
四子王旗	定额补偿	统一300元	是

赤水市2009年相关政策提出要建立住院分娩定点接生单位定额补助制度，住院分娩定点接生单位为参合农村居民提供住院分娩服务，顺产的，按乡镇级500元/例，市（县）级550元/例的标准补助；剖腹产的，市（县）、乡两级医院均按600元标准补助，定点医疗机构在产妇出院时直接减免。

甘谷县2009年提出对参合农村居民在定点医疗机构住院分娩（特指正常顺产），执行限价收费与定额补助相结合的制度。具体标准为：乡级定点医院限价400元，分娩后先由降消项目补助，降消项目补助后不足的金额再由新型农村合作医疗补助，但新型农村合作医疗人均补助最高不超过200元；县级定点医院限价700元，分娩后先由降消项目补助，降消项目补助后不足的金额再由新型农村合作医疗补助，但新型农村合作医疗人均补助最高不超过300元；省市级定点医院顺产接生严格执行收费标准，新型农村合作医疗按比例及有关规定报销。高危妊娠及有其他合并症的异常分娩，按照不同等级定点医疗机构住院报销标准补偿。

武山县2009年提出对住院分娩实行限价收费，定额补助政策。参合农村居民在乡镇卫生院和县妇幼保健院正常住院分娩的，住院费用全免，剖宫产收费限制在2000元以内，因高危妊娠及有其他综合并发症异常分娩的，按照等级医疗机构住院报销标准报销。

望城县2007年政策规定，对住院分娩实行定额补助：住院分娩平产，符合计划生育的产妇，每生育一胎补偿200元；符合计划生育政策的产妇，住院剖宫产符合省卫生厅规定的剖宫产指征，每生育一胎补偿400元。2009年对政策进行了调整，提出县、乡医疗保健机构实行住院分娩平产、剖宫产限额付费包干制，对住院分娩实行定额补偿方式。县级医疗保健机构单胎平产限价850元，双胎增加150元（每增加1胎加价150元，以下类同）；剖宫产限价2500元，双胎增加150元。乡镇卫生院单胎平产限价600元，双胎增加150元；剖宫产限价2000元，双胎增加150元。参加新型农村合作医疗的农村孕产妇补助标准：在乡镇卫生院住院分娩，平产每例由中央和省财政补助300元，县新型农村合作医疗补助300元，符合指征的剖宫产手术者，每例由中央和省级财政补助300元，县新型农村合作医疗补助500元。在县级医疗保健机构住院分娩，平产每例由中央和省财政补助300元，县新型农村合作医疗补助550元，符合指征的剖宫产手术者，每例由中央和省财政补助300元，县新型农村合作医疗补助600元。县、乡医疗保健机构按照《湖南省高危孕产妇转诊管理规范（暂行）》的有关规定接诊的严重产科并发症或合并症的患者，由县新型农村合作医疗统筹基金按住院标准补助。

宜章县2008年政策规定，住院平产分娩每人次限额补助300元，符合剖宫产指征的剖宫产每人次限额补助800元，发生产前、产时、产后并发症的病理产科，按住院医疗费用补助标准执行。2009年对政策进行了调整，在县级以上（含县级）定点助产单位分娩：①平产单胎限价850元（双胎增加150元，由产妇自付），其中财政补助300元、新型农村合作医疗补助550元。②剖宫产单胎限价2500元，其中财政补助300元、新型农村合作医疗补助700元，限额内差价由产妇自付。在中心卫生院级助产单位分娩：①平产单胎限价600元（双胎增加150元，由产妇自付），其中财政补助300元、新型农村合作医疗补助300元。②剖宫产单胎限价2000元，其中财政补助300元、新型农村合作医疗补助600元，限额内差价由产妇自付。在乡镇卫生院级助产单位分娩：平产单胎限价600元（双胎增加150元，由产妇自付），其中财政补助300元、新型农村合作医疗补助300元。未参加新型农村合作医疗的孕产妇只补助财政部分。

柳林县2009年的政策规定，对参合农村居民在县内定点医疗机构正常产住院分娩实行定额补偿。参合孕产妇正常产住院分娩，乡级每例补助200元，县级每例补助300元。孕产妇住院分娩被确定为"降消"项目补助对象的，要先执行"降消"项目规定的定额补助政策，再由合作医疗基金按规定给予补偿，但合计补助金额不得超过其实际住院费用。住院剖腹产者按住院补偿比例计算，县外正常产住院分娩者不予定额补偿。

四子王旗根据内蒙古自治区制定的政策，对县、乡两级医疗卫生机构实行住院分娩平产、剖宫产限额付费包干制，乡镇卫生院单胎平产限价560元，剖宫产限价 1100 元；县级医疗卫生机构单胎平产限价 660 元，剖宫产限价 1400 元。对住院分娩的农村牧区孕产妇，不分分娩地点，无论平产或剖宫产，按照县级医疗卫生机构单胎平产限价 660 元计算，补助资金由中央、自治区各级财政和新型农村合作医疗三部分给予保障。

第四节 中西部地区新型农村合作医疗普通门诊补偿

新型农村合作医疗制度关于门诊补偿一般分为三种情况：普通门诊补偿、慢性病门诊补偿、特殊大病门诊补偿。不同地区关于上述三种门诊的具体补偿政策存在很大的差异，表现在补偿方式和补偿水平两个方面。本部分主要分析普通门诊的补偿模式及水平。

普通门诊补偿主要包括两种模式：一种是门诊家庭账户模式；另一种是门诊统筹模式。从全国来看，大部分地区在新型农村合作医疗实施初期对普通门诊实行的都是家庭账户模式，从 2008 年开始国家相关文件提出要逐步实施门诊统筹模式。样本调查数据显示，截止到 2009 年有 7 个样本县实施的是家庭账户模式，3 个样本县实施的是门诊统筹模式；截止到 2011 年，全部样本县都已经实施了门诊统筹模式。

一、家庭账户是新型农村合作医疗运行初期门诊补偿的主要模式

门诊家庭账户模式是指将农村居民个人缴纳的部分或全部参合费以家庭为单位集中在一起建立一个家庭账户，账户内的资金只能用于该农户家庭成员的门诊消费，不能变现，家庭成员可以共同使用，账户内当年的结余资金可以用于下一年度的门诊消费，但是不能用于缴纳参合费用。

门诊家庭账户模式又包括自筹式家庭账户模式和共筹式家庭账户模式两种类型。自筹式家庭账户模式是指家庭账户完全是由参合农村居民缴纳的费用构成，可能是参合农村居民缴纳的全部费用构成整个家庭账户，也可能是参合农村居民缴纳的部分费用构成了整个家庭账户。例如，2009 年甘谷县、武山县和赤水市规定，农村居民个人缴纳的 20 元参合费用全部进入家庭账户，友谊县、柳林县和中阳县规定，2009 年农村居民个人筹资的 20 元中的 10 元或 12 元进入家庭账户（见表 5 - 17），占个人筹资的 50% ~ 60%。共筹式家庭账户模式是指家庭账户资金是由参合农村居民个人缴纳和财政补助两部分资金共同构成，即除了农村居民自己缴纳的费用外，政府补助资金中给每个参加者拨出一定的资金，一起组

成家庭账户。两种模式给参合农村居民带来的感受是不同的，受益程度也有差异，直接影响其参合行为。从样本调查数据来看，样本县实行都是自筹式家庭账户模式，没有实行共筹式家庭账户模式。

表5-17　2009年样本县门诊家庭账户基金规模

地区	账户规模（元）	农村居民个人筹资（元）
甘谷县	20	20
武山县	20	20
赤水市	20	20
友谊县	10	20
柳林县	12	20
中阳县	12	20

各类调研数据显示，新型农村合作医疗试点初期全国大部分地区关于门诊补偿实行的都是家庭账户的形式，对提高农村居民参合积极性，顺利推进新型农村合作医疗试点工作发挥了非常重要的作用。家庭账户模式顺应了农村居民的基本需求和传统认识，家庭账户可以使农村居民感受到"真正受益"，农村居民把自己每年缴纳的费用放在家庭账户上，由自己管理，归自己使用，心里感到踏实，基金的支出透明，增加了农村居民对新型农村合作医疗的信任。家庭账户属于一种健康储蓄，通过每年的累积，可以使整个家庭不断增强抵御疾病风险的能力，更为重要的是，有利于使农村居民养成健康储蓄的习惯，激励人们积极参加新型农村合作医疗，在一定程度上提高了农村居民的参合积极性，也给农村居民带来了一定的利益，所以在试点初期得到广泛的应用。家庭账户模式一般不会出现基金运行风险，家庭账户金额相当于是基金封顶线，由家庭成员包干使用，可以保证不会出现基金透支，家庭账户基金的安全性也能得到有效保障。家庭账户基金相当于农村居民自己的一种储蓄，所以会节约使用，能起到有效控制医疗费用的作用。随着新型农村合作医疗的不断发展，建立城乡统一的医疗保障制度将成为必然，包括新型农村合作医疗、城镇职工基本医疗保险和城镇居民医疗保险的统一，目前城镇职工基本医疗保险已经建立并逐步完善了个人账户与社会统筹相结合的方式，新型农村合作医疗实行家庭账户与社会统筹相结合的方式，也有利于将来与城镇职工基本医疗保险的衔接。

但是，随着家庭账户模式的不断运行，一些弊端也逐渐暴露：①家庭账户资金少，受益程度低。试点初期，一个家庭门诊账户资金也就30～40元，通常只够2～3次门诊支付，不适应参合农村居民小病门诊就医频率较高的实际情况。

②农村居民普遍认为家庭账户这部分资金是属于自己的，因此有相当的农村居民不愿意花费家庭账户的资金，导致资金沉淀严重，利用率偏低。③将资金纳入个人账户，由家庭支配，类似自有资金，这无法体现出合作医疗互助共济的基本精神。

现阶段，还有一些地方根据当地具体实际继续采用甚至恢复使用了家庭账户模式。例如，焦作市2011年结合当地实际，对新型农村合作医疗政策进行了微调，补偿方式由2010年的"大病统筹＋门诊统筹"模式，调整为"大病统筹＋门诊家庭账户＋门诊统筹"的补偿方式，部分恢复了参合农村居民的门诊家庭账户，在150元筹资标准中，个人缴纳的新型农村合作医疗资金仍为30元，原则上设定门诊家庭账户资金为25元，这部分资金可以在乡、村两级新型农村合作医疗定点医疗机构使用；原则上设定门诊统筹资金为15元，只能在乡级新型农村合作医疗定点医疗机构使用；另外110元作为住院大病统筹资金使用。在门诊家庭账户资金和门诊统筹资金使用中，相关文件规定先期使用门诊家庭账户资金，门诊家庭账户资金使用完后，再使用门诊统筹资金。贵州省2012年基于部分农村居民对医保制度风险共济原理的认识水平较低、对门诊统筹可提高门诊受益程度感受不深的实际情况，决定适度设立家庭账户，对于参合农村居民反映特别强烈的地区，可在门诊统筹的基础上，从2012年农村居民个人新增筹资部分划取一定比例费用增设家庭账户，家庭账户资金由家庭成员共同使用，用于家庭成员门诊医药费用支出、住院医药费用的自付部分和健康体检费用等。关于家庭账户和门诊统筹基金，采取的做法是：门诊就医先使用家庭账户资金，家庭账户资金用完后方可进入门诊统筹；住院统筹的自付部分，将先由家庭账户资金充抵。

二、门诊统筹是当前普通门诊补偿的主流模式

2009年以来，国家提出要逐步取消家庭账户模式，调整为门诊统筹模式，许多地方响应国家号召开始逐步取消家庭账户模式，开始采用门诊统筹模式。

门诊统筹模式是指从新型农村合作医疗基金中按一定比例单独设立门诊统筹基金，独立运行，采取互助共济的方式，对参合农村居民因一般性疾病在门诊就医中发生的医疗费用按照一定标准进行补偿的模式。门诊统筹基金包括普通门诊统筹基金、特殊慢性病门诊统筹基金，各自所占比例由各地决定。

门诊统筹是从整个新型农村合作医疗基金中划出一定的比例作为门诊统筹基金，用于补偿门诊费用，实际上是将原来的家庭账户基金实行统一管理，与家庭账户模式相比，这一设计体现了合作医疗互助共济的理念和思想，具有明显的制度吸引力，农村居民的参合积极性相对较高，有利于激励农村居民的持续参合积极性。该模式在运行中由于基金规模有限，容易出现基金的透支风险，但是通过采取"总额预付"等具体的支付方式可以有效缓解这一问题，通过对定点医疗机构的行为进行重点约束，使定点医疗机构开始自觉地为门诊病人选择合理的治疗路径和药品，自觉减少门诊大处方和过度治疗，减轻农村居民门诊就医费用负担，最终实现基金的可持续运行。

随着门诊统筹模式的逐步推行，运行效果不断体现，应用门诊统筹模式的地区也越来越多，门诊统筹模式的快速发展主要得益于政府的推动，2009 年原卫生部办公厅出台《关于做好 2009 年下半年新型农村合作医疗工作的通知》，明确提出要逐步扩大门诊统筹试点范围，2009 年在全国 1/3 以上的县（市、区）开始实行门诊统筹。原卫生部在《关于落实 2010 年医改任务做好农村卫生服务有关工作的通知》中提出，"各地要逐步将新型农村合作医疗'大病统筹 + 门诊家庭账户'模式调整为'住院统筹 + 门诊统筹'模式，2010 年新型农村合作医疗门诊统筹要覆盖 50% 的统筹地区，有条件的地方要争取达到 60%"。

在一系列政策文件的推动下，门诊统筹模式在各地广泛推行，已经成为新型农村合作医疗门诊补偿的主流模式，2009 年初全国有 30% 的县实行了"门诊统筹"模式。① 大部分地区提出在全省广泛实行"门诊统筹"模式。贵州省提出从2008 年起，全省要逐步取消家庭账户，要尽快向门诊统筹转型，2009 年各市（州、地）新型农村合作医疗实施方案要相对统一，实行"住院统筹 + 门诊统筹"模式的县达到 50% 以上，力争到 2010 年达到 80% 以上。甘肃省 2009 年出台《甘肃省新型农村合作医疗门诊统筹指导方案（试行）》，用于指导当地开展门诊统筹的具体工作，提出 2010 年在全省实行新型农村合作医疗门诊统筹，门诊统筹基金来源于参合农村居民个人缴费和新型农村合作医疗统筹基金，开展门诊统筹的同时，终止家庭账户和以家庭账户形式进行的门诊定额补偿，家庭账户的余额予以保留，用于参合家庭成员门诊医疗费用支付，门诊统筹资金只能用于参合农村居民在定点医疗机构发生的普通门诊费用和慢性病门诊费用的补偿。山西省 2009 年选择了 7 个县开展了门诊统筹试点，2009 年出台《关于做好新型农村合作医疗普通门诊统筹工作的指导意见》，提出 2010 年在 50% 以上的县（市、区）开展普通门诊统筹，截止到 2010 年 7 月底，已有 100 个县（市、区）开展了新型农村合作医疗门诊统筹，占 115 个新型农村合作医疗县（市、区）的87%；2011 年全面推行新型农村合作医疗门诊统筹。内蒙古自治区从 2010 年开始要求每个盟市要选择 2/3 的旗县（市、区）开展门诊统筹试点，试点地区不再新提取家庭账户基金，原家庭账户剩余资金可在规定时限内继续使用完毕；截止

---

① 全国 30% 的县开展新型农村合作医疗门诊统筹［EB/OL］. 中国发展门户网（www. chinagate. com. cn），http：//cn. chinagate. cn/health/2009 – 04/14/content_ 17604113. html.

到2011年6月底，除了包头白云矿区外（无农业人口），100%实现门诊统筹。湖南省从2008年开始在临湘、宜章、桂阳、岳阳4个县率先开展新型农村合作医疗门诊统筹试点，为了规范推进门诊统筹试点工作，湖南省专门出台文件进行指导；2009年启动新型农村合作医疗门诊统筹试点县市达到58个，占全省（县、市、区）总数的48%，相关文件进一步提出从2010年开始不再设立家庭门诊账户，原家庭门诊账户中余留的资金仍由参合农村居民用完为止。黑龙江省从2009年开始新型农村合作医疗门诊统筹的试点工作。

样本调查数据显示，截止到2011年所有样本县都已经实施了门诊统筹模式，具体的时间进度各不相同（见图5-6）。

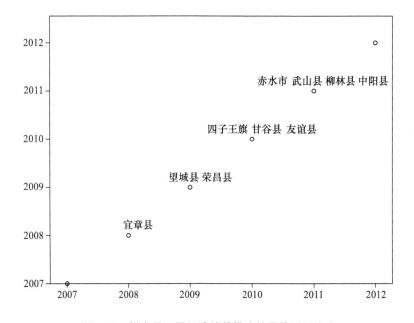

图5-6　样本县开展门诊统筹模式的具体时间进度

门诊统筹模式已经成为现阶段及未来新型农村合作医疗门诊补偿的主要模式和发展趋势，许多地方都在进行相应的政策调整，逐步由门诊家庭账户模式转向门诊统筹模式。门诊统筹模式在实际运行中表现出如下特征：

（1）门诊统筹基金比例一般为20%～40%。从中西部地区各地制定的门诊统筹实施方案来看，门诊统筹基金占全部新型农村合作医疗基金总额的比例一般为20%～40%。例如，甘肃省明确规定，门诊统筹基金按不低于人均筹资总额的30%筹集。湖南省规定，各年度安排的门诊统筹基金原则上不超过新型农村合作医疗基金总额的20%。内蒙古自治区规定，门诊统筹资金可按照统筹地区当年筹集基金总量的15%～25%提取。安徽省规定，新型农村合作医疗基金在提取风险金以后，原则上暂按20%的比例切块，用作门诊统筹资金。吉林省规定，实行门诊统筹的县（市、区），门诊统筹基金支付比例不应超过基金总额的30%。山西省规定，门诊统筹基金原则上为统筹基金的20%～30%。

（2）门诊补偿一般不设立起付线。普通门诊补偿一般不设立起付线。例如，内蒙古自治区2010年的政策规定，普通门诊费用补偿不设起付线。宜章县2008年相关政策规定，普通门诊医药费用补助不设起付线。

（3）门诊费用实行按比例补偿，补偿水平存在明显的地区差异。关于门诊统筹补偿比例，一般按医疗机构级别实行有差别的补偿比例，各地存在很大差异。有些地区乡镇卫生院普通门诊的单次报销比例能达到50%，而有些地区还不足30%。有些地区村卫生室普通门诊的单次报销比例能达到60%，而有些地区还不足40%。例如，内蒙古自治区相关政策规定，单次门诊费用补偿比例苏木乡镇或社区服务中心定在25%左右，嘎查村或社区服务站定在30%左右。望城县2009年相关政策规定，门诊补偿按照乡镇（中心）卫生院单次门诊费用补偿比例为30%、村卫生室单次门诊费用补偿比例为40%实施。宜章县2008年相关政策规定，参合农村居民在县内定点医疗机构门诊就医所发生的补助范围之内的医药费，按50%的比例给予补助，2009年提高到70%。柳林县2010年政策规定，以单次门诊费用进行补偿核算，补偿比例为30%。甘肃省临夏州2009年方案规定，参合农村居民在乡镇卫生院和村卫生室门诊就诊发生的医药费用按可报销费用的60%予以补偿。安徽省广德县2009年方案规定，乡镇卫生院单次普通门诊补偿比例为35%，村卫生室为40%。宜城市宜州区2009年方案规定，乡（镇、街道）级医疗机构单次门诊费用补偿比例为20%，村（居）级医疗机构单次门诊费用补偿比例为25%。

（4）不同地区的实际门诊补偿水平存在明显的差异，样本调查数据显示，普通门诊次均补偿费用各县存在较大差异，最低的县次均门诊补偿费用仅为23.07元（见表5-18），最高的县为52.64元。2009年望城县的门诊实际补偿比为31.14%，宜章县的门诊实际补偿比为54.00%，荣昌县的门诊实际补偿比为38.50%。

表5-18　2009年不同样本县普通门诊补偿水平

样本县	次均补偿费用（元）
宜章县	36.79
望城县	52.64
荣昌县	23.07

（5）门诊统筹补偿一般都设定封顶线，封顶线包括多种形式。门诊统筹补偿一般都设定了封顶线，但是具体的封顶线又包括单次补偿封顶线和年度封顶线两种形式。例如，武山县 2011 年提出实行门诊统筹模式，特别对费用补偿提出了要求，实行单次报销封顶：县级医院的单次门诊费用补偿比例确定为 40%，单次门诊补偿封顶额为 40 元；乡镇卫生院的单次门诊费用补偿比例为 70%，单次门诊补偿封顶额为 35 元；村卫生室单次门诊费用补偿比例为 80%，单次门诊补偿封顶额为 16 元。从确定封顶线的方式角度来讲，又分为按个人确定和按家庭（户）确定两种思路，如果采取按户确定封顶线，一般按筹资额水平来确定具体的封顶线。例如，柳林县 2010 年政策规定，封顶线为每人每年 100 元。武山县 2011 年相关政策规定，以户为单位确定封顶线，户参合患者门诊补偿额不能超过本户的筹资总额。望城县 2009 年相关政策规定，门诊补偿封顶线以户为单位核算，参合农户按每户参合人数每人每年 20 元的标准核算年度最高门诊补偿额。宜章县 2008～2009 年相关政策规定，补助金额实行封顶，参合农村居民以户为单位，年度内获得的普通门诊补助金总额不得超过 15 元×本户参合人数。

（6）门诊统筹模式更加注重对医疗费用的控制。道德风险是新型农村合作医疗制度中的一个普遍现象，实行新型农村合作医疗制度以来，一些地方的医疗费用出现了明显的增长，不合理增长的成分已经非常突出。一些参合农村居民反映，即使是获得报销后的自付费用，也比新型农村合作医疗实施以前的全额费用要高，许多老百姓对此反应强烈。对此，各级政府高度重视，出台了一系列文件加以调整和完善。例如，2009 年 7 月，原卫生部等部委出台《关于巩固和发展新型农村合作医疗制度的意见》，明确提出"积极开展支付方式改革，控制医药费用不合理支出，可推广单病种定额付费和限额付费制度，合理确定病种收费标准，逐步扩大病种范围，严格掌握入出院标准；开展门诊统筹的地区，要积极探索门诊费用总额预付或总额核算的支付方式"。各地在实行门诊统筹过程中，非常注重对医疗费用的控制，普遍采取的方式是供需双向控制：对医疗机构实行"总额包干"的费用控制方式；对病人实行"报销封顶"的控制方式。这样可以在一定程度上规范医疗机构和病人的医疗行为，控制乱开药、大检查等情况的发生，适当控制医疗费用，也可以保障基金的安全运行。例如，甘肃省出台的《甘肃省新型农村合作医疗门诊统筹指导方案（试行）》明确规定，门诊统筹对医疗机构实行"总额包干、限额预付、超支不补"，对病人实行"按比例直补、补偿封顶"的方式，双向控制门诊费用的不合理增长，力求基金平衡；乡镇卫生院（含一级医疗机构）的单次门诊费用补偿比例可以定在 50% 左右，单次门诊补偿封顶额定在 10～15 元，村卫生室单次门诊费用补偿比例可以定在 60% 左右，单次门诊补偿封顶额定在 8～10 元①；年度封顶由各县确定；为了防止定点医疗机构以分解处方的方式增加门诊人次、以开大处方的办法提高单次门诊费用等行为的发生，规定各定点医疗机构的门诊统筹基金定额，由定点医疗机构包干使用，定额确定方法如下：县医院定额＝县医院核定年门诊人次×县医院核定次均门诊费用（50 元）×25％；某中心卫生院定额＝该中心卫生院核定年门诊人次×中心卫生院核定次均门诊费用（30 元）×50％；某集体办村卫生室定额＝该卫生室核定年门诊人次×卫生室核定次均门诊费用（20 元）×60％，各定点医疗机构的定额总和不大于普通门诊预算可用资金总额。武山县 2011 年提出实行门诊统筹模式，特别对费用控制制定了明确的办法：严格实行门诊处方及补偿限额制度，县、乡、村级定点医疗机构每人当日累计门诊处方费用分别控制在 100 元、50 元、20 元以内，每人当日累计补偿额控制在 50 元、35 元、16 元以内。山西省针对门诊补偿提出原则上封顶线不高于 100 元，报销比例不低于 30％，乡村两级医疗卫生机构单处方限价分别不高于 45 元、30 元；具体补偿项目、补偿比例、补偿封顶线，由各县（市、区）根据本地基层医疗卫生机构服务能力、次均门诊费用水平、年人均门诊人次等，结合门诊统筹基金规模测算确定；为了进一步控制医疗费用，提出按乡镇划分普通门诊统筹基金年度控制指标，根据各乡镇参合人数、年均门诊人次数、次均门诊费用水平，分别测算各乡镇年度控制指标，分月下达，乡镇不得再将指标分解到村；年度控制指标结余的，可用于对重点人群的健康体检，也可部分或全部滚动该乡镇下年度使用，非疾病流行等因素突破控制指标的，由该乡镇有关的定点医疗机构按比例分摊，具体办法由县（市、区）确定；各县（市、区）发生门诊统筹基金透支时，不得以任何理由停止参合农村居民门诊费用补偿兑付。内蒙古自治区 2010 年相关政策规定，原则上应根据辖区内参合人数和基线调查情况，对定点医疗机构实行预拨年度门诊统筹基金总量的 10％作为周转金，全年实行总额包干，超预算费用由定点医疗机构承担；定点医疗机构要采取措施控制门诊费用，实行平均处方限额和处方用药量管理，控制门诊费用的不合理增长，确保新型农村合作医疗基金平稳运行。

第五节　中西部地区新型农村合作医疗慢性病门诊补偿

近年来，慢性病患者在我国已经形成非常大的规模，在广大农村地区也非常

---

① 具体上限，各个县可以在此指导方案基础上进行适当调整。

普遍，已经成为影响农村居民健康的主要威胁，给农村居民的生活带来巨大的影响，也造成沉重的经济负担，甚至导致贫困的发生。

随着新型农村合作医疗的不断发展，许多地方将慢性病门诊补偿作为新型农村合作医疗政策的重要内容予以考虑，个别省份还制定了明确的指导性政策（如贵州、山西、湖南、安徽、云南和广西）。例如，贵州省 2008 年制定的《关于完善新型农村合作医疗统筹补偿方案的实施意见》明确提出，要研究采取适当方式将一些慢性病的门诊费用纳入统筹基金补偿范围，根据当地一些特殊病种的平均患病率、次均门诊费用、年人均门诊费用等数据，合理确定具体的补偿病种、对象、标准和程序；慢性病应由专家鉴定或先期病历核查认定；不设起付线，费用累计计算，一季度或半年结报一次；资金从门诊统筹基金中支出；慢性病包括以下病种：高血压（II 期）、心脏病并发心功能不全、脑出血及脑梗塞恢复期、风湿性关节炎、慢性活动性肝炎、慢性阻塞性肺气肿及肺心病、癫痫、肝豆状核变性、失代偿期肝硬化、饮食控制无效糖尿病、慢性肾炎、帕金森氏病、系统性红斑狼疮；各地可适当增加慢性病病种数。山西省 2009 年出台《关于新型农村合作医疗统筹补偿方案的意见》（晋卫农〔2009〕22 号），明确规定，实行"住院统筹＋门诊统筹"补偿模式的地区，门诊统筹基金主要用于参合农村居民在乡村两级医疗卫生机构的普通门诊医药费用和乡以上医疗卫生机构的部分慢性病大额门诊补偿，住院统筹基金继续对恶性肿瘤（放、化疗期）、慢性肾功能衰竭透析期和白血病的门诊费用进行补偿。湖南省 2009 年出台文件指出，要继续完善特殊慢性疾病门诊统筹补偿，进一步调整规范特殊慢性疾病补偿病种范围，适当提高补偿标准，纳入特殊慢性疾病门诊统筹补助的病种以 20 种左右为宜。要规范病种、病情的鉴定程序和标准，严格费用报销审批程序，按病种、病情程度分别确定费用补助比例和年度补助封顶线。

各地在实际执行中，关于慢性病的补偿机制存在很大的差异，主要体现在统筹补偿方式、补偿标准、病种范围等几个方面。

一、统筹补偿方式

慢性病的统筹补偿方式主要包括以下三种：

（1）将慢性病门诊费用纳入住院统筹中进行补偿。实行该模式的样本县包括赤水市、中阳县。

（2）将慢性病门诊费用纳入门诊统筹中进行补偿。例如，武山县、荣昌县、柳林县等。以柳林县为例，2009 年柳林县实行的是"大病统筹＋门诊家庭账户"的补偿模式，合作医疗基金用于建立大病统筹、门诊家庭账户和风险基金，其中，大病统筹基金包括住院统筹基金、非住院大额门诊补偿基金和正常产住院分娩定额补助基金三部分，主要用于参合农村居民住院补偿、非住院大额门诊补偿、正常产住院分娩定额补偿等，非住院大额门诊疾病包括重症慢性病和其他费用较高的慢性疾病，可见这一阶段的慢性病门诊费用被纳入大病统筹中进行补偿。2010～2011 年柳林县对上述政策进行了调整，开始实施"住院统筹＋门诊统筹"的双统筹补偿模式，相应地，慢性病门诊补偿方式也随之进行了调整，将慢性病门诊费用纳入门诊统筹中进行补偿。

（3）把慢性病补偿单独作为一种特殊补偿方式加以考虑，专门建立慢性病补偿基金开展具体补偿。宜章县、望城县、友谊县采取的就是这种模式。

二、补偿标准

调查显示，慢性病的补偿标准在各样本县的差异是非常明显的，有的县按照住院补偿标准对慢性病门诊费用进行补偿，有的县对慢性病单独制定了专门的补偿标准。专门制定慢性病补偿标准的县在具体的补偿水平上也存在较大的差别，有的县专门对慢性病门诊补偿规定了起付线，也有的县对慢性病门诊补偿实行零起付线，有的县规定慢性病的年度补偿封顶线为 1000 元甚至更低，而有的县规定慢性病的封顶线为 5000 元。补偿比例的差异也非常明显，有的县规定慢性病的补偿比例为 20%，有的县规定的慢性病补偿比例高达 60%（见表 5－19）。

表 5－19　2009 年不同地区慢性病门诊补偿水平

县市	起付线（元）	名义补偿比例（%）	封顶线（元）
宜章县	0	60	800/1500/5000
友谊县	200	20	1000
柳林县	0	20	5000
荣昌县	150	按当年慢性病发病率确定	5000
中阳县	同住院补偿	—	—
赤水市	同住院补偿	—	—

注：宜章县根据疾病的严重程度分为三类，分别实行不同的封顶线，第一类为 800 元，第二类为 1500 元，第三类为 2000 元（2008 年 7 月调整为 5000 元）。

三、病种范围

慢性病的病种范围不同地区差异明显，大部分县都在 10 种以上，最高的达到 21 种（见表 5－20）。一般来说，慢性病又分为普通慢性病和特殊慢性病，各地制定的慢性病补偿政策重点对特殊慢性病进行了明确规定，而且随着新型农村合作医疗政策的不断调整，慢性病补偿的病种范围在不断扩大，病种数也在不断增加。

赤水市从 2005 年开始实行慢性病门诊补偿政策，相关政策确定的慢性病主要包括心脏病并发心功能不全、晚期癌症、脑血管意外后遗症（脑出血、脑血栓及脑梗塞恢复期）、慢性活动性肝炎、肺结核、癫痫、甲亢、失代偿期肝硬化、饮食控制无效糖尿病、帕金森氏病、系统性红斑狼疮等病种。

宜章县一直重视慢性病补偿，2008 年《宜章县新型农村合作医疗管理办法（2008 年度修订）》规定，对患有特殊病种患者的费用进行补助，特殊病种主要分为三类。第一类：糖尿病（有心、肾、眼神经并发症之一者）、高血压Ⅲ期（有心、脑、肾并发症之一者）、慢性支气管炎、浸润型肺结核。第二类：癫痫、甲亢、慢性血小板减少性紫癜、精神分裂症、帕金森氏综合征、柯兴氏综合征、中风后遗症、肾病综合征、肝硬化、血栓闭塞性脉管炎、肺心病（出现右心衰竭）、风心病（心功能Ⅲ级）。第三类：系统性红斑狼疮、重症肌无力、恶性肿瘤、尿毒症、再生障碍性贫血。

柳林县的有关政策规定，主要对重症慢性病和其他费用较高的慢性疾病等非住院大额门诊费用进行补偿，截至 2009 年确定的补偿病种有 16 种：慢性心功能衰竭、高血压病（有心、脑、肾、眼并发症之一）、冠状动脉粥样硬化性心脏病、慢性阻塞性肺气肿、肺心病、急性脑血管病后遗症、慢性中度及重度病毒性肝炎、肝硬化（肝功能失代偿）、肾病综合征、糖尿病（合并严重并发症）、再生障碍性贫血、类风湿性关节炎（严重肢体功能障碍）、系统性红斑狼疮、精神分裂症、活动性结核病、器官移植后使用抗排斥免疫调节剂等。

中阳县相关政策规定，除了对部分慢性病大额门诊费用进行补偿外，2011 年将恶性肿瘤（放、化疗期）、慢性肾功能衰竭透析期和白血病的门诊费用参照住院标准进行补偿，将其纳入住院补偿基金实施补偿。

友谊县实行的慢性病补偿政策规定，慢性病包括 10 个病种，高血压、乳腺癌、风湿病及类风湿病、糖尿病、肝硬化、肺心病、精神分裂症及情感性精神病、癫痫、尿毒症透析治疗、哮喘。

荣昌县的相关政策规定，对特殊病种门诊进行补偿，2009～2010 年确定的特殊疾病（慢病）主要包括：恶性肿瘤的放化疗和镇痛治疗、肾功能衰竭的透析治疗、器官移植术后的抗排异治疗、脑血管意外后遗症（脑梗塞、脑出血、蛛网膜下腔出血后遗症）、精神病、肝硬化失代偿期、再生障碍性贫血、系统性红斑狼疮、慢性支气管哮喘、慢性阻塞性肺气肿、糖尿病（Ⅱ期）、严重类风湿性关节炎、肾病综合征、慢性肾功能不全、慢性心脏病（心功能Ⅲ级）、高血压（Ⅱ级）、慢性活动性肝炎、甲亢、肺结核病。

望城县在 2007 年确定以下特殊慢性疾病的医疗费用给予报销，主要包括：恶性肿瘤门诊放、化疗；脑血管意外长期卧床治疗的；尿毒症透析治疗的；糖尿病长期治疗的；器官或组织移植术后抗排斥反应用药的；肝硬化晚期；精神类疾病；其他经乡镇合管委和县合管办商定需要补助的其他特殊重症疾病。

武山县 2011 年开始实施门诊统筹政策，其中对门诊慢性病补偿进行了具体规定，参合农村居民患糖尿病、中风后遗症、慢性阻塞性肺气肿、肺结核、恶性肿瘤门诊放化疗、活动期肝硬化、系统性红斑狼疮、重症尿毒症门诊透析、器官移植患者抗排异治疗 9 种群众发病率高的慢性病门诊医药费用纳入补偿范围。

表 5 – 20　样本县确定的特殊慢性病门诊补偿病种数

县（市）	慢性病门诊补偿病种数	确定年份
宜章县	21	2008
望城县	8	2007
友谊县	10	—
柳林县	16	2009
荣昌县	19	2009
赤水市	11	2005
武山县	9	2011

第六节　中西部地区与东部地区补偿机制比较分析

中西部地区与东部地区相比，在新型农村合作医疗补偿机制方面存在明显的差异，体现在基金支出结构、受益面、补偿水平等多个方面。

一、新型农村合作医疗基金支出结构没有体现出明显差异

新型农村合作医疗基金支出主要包括住院补偿、门诊补偿、住院正常分娩补偿、特殊病种大额门诊补偿、体检支出等多个方面。从支出结构来看，住院补偿支出占较大比重，2009 年中西部地区和东部地区都将超过 80% 的新型农村合作医疗基金用于住院补偿，2011 年将超过 75% 的新型农村合作医疗基金用于住院补偿。新型农村合作医疗基金的第二大支出是门诊补偿，中西部地区和东部地区的门诊补偿支出比重都超过 10%。2011 年各地用于特殊病种大额门诊补偿的比重有所提高，高于 2009 年，用于其他补偿支出的比重也有所提高，提高 3% 左右（见表 5 – 21）。

表5-21　不同地区新型农村合作医疗基金支出结构

项目	2009 年			2011 年		
	东部	中部	西部	东部	中部	西部
住院补偿（%）	80.65	85.2	81.73	78.15	78.59	76.69
门诊补偿（%）	16.14	10.06	13.59	15.14	12.00	15.22
住院正常分娩补偿	0.81	1.45	1.77	0.88	1.16	1.48
特殊病种大额门诊补偿	1.10	1.76	0.92	1.93	2.31	1.45
体检支出	0.31	0.11	0.38	0.67	0.49	0.46
其他补偿支出	0.98	1.42	1.62	3.22	5.44	4.71

资料来源：《新型农村合作医疗信息统计手册》。

二、东部地区新型农村合作医疗门诊补偿受益面明显大于中西部地区，住院补偿受益面低于中西部地区

不同地区的新型农村合作医疗补偿受益面存在明显差异，包括总受益面、住院补偿受益面和门诊补偿受益面，住院补偿受益面是指得到住院补偿的参合农村居民人次数占所有参合人数的比重，门诊补偿受益面是指得到门诊补偿的参合农村居民人次数占所有参合人数的比重。2009 年和 2011 年数据显示，东部地区新型农村合作医疗住院补偿受益面小于中西部地区，东部地区的门诊补偿受益面明显大于中西部地区。2009 年东部地区新型农村合作医疗门诊补偿受益面超过100%，达到128.55%，中部地区的门诊补偿受益面仅为48.17%，西部地区为77.79%。2011 年东中西部门诊补偿受益面均超过100%，但是仍然表现为东部地区明显高于中西部地区。总体来看，新型农村合作医疗总受益面也表现出东部地区明显高于中西部地区的特征，2009 年东部地区新型农村合作医疗总受益面达到138.43%，中部地区新型农村合作医疗总受益面为58.19%，西部地区为90.12%。2011 年中西部地区总受益面超过100%，但是东部地区已经超过200%（见表5-22）。

表5-22　不同地区新型农村合作医疗受益面

年份	地区	总受益面（%）	住院补偿受益面（%）	门诊补偿受益面（%）
2009	东部	138.43	6.37	128.55
	中部	58.19	7.15	48.17
	西部	90.12	8.70	77.79

续表

年份	地区	总受益面（%）	住院补偿受益面（%）	门诊补偿受益面（%）
2011	东部	201.61	7.70	184.04
	中部	142.05	8.16	127.29
	西部	144.21	9.45	122.33

资料来源：《新型农村合作医疗信息统计手册》。

第六章 中西部地区新型农村合作医疗筹资规模和补偿水平的平衡测算

新型农村合作医疗自开始建立就确定之初相关文件明确提出,新型农村合作医疗制度要坚持以收定支、收支平衡的原则。各地在试点过程中非常注重基金的收支平衡,为了避免基金风险,许多试点县将补偿标准定得都比较低,导致年末的新型农村合作医疗基金结余较多,影响了农村居民受益水平的提高,但是,也有一些县由于缺乏基线调查数据和精算方法的支持,出现了基金透支的风险,这些现象在试点初期都比较突出,这意味着在收支平衡的基本原则下,合理确定补偿标准,构建起筹资规模和补偿水平之间的平衡显得非常关键。

第一节 筹资规模和补偿水平的平衡模型构建

新型农村合作医疗基金从筹资来源角度来讲,主要包括中央财政补助、地方财政补助、个人缴费、利息收入、其他收入等,从支出角度来讲,主要包括住院补偿支出、门诊补偿支出、住院正常分娩补偿支出、特殊病种大额门诊补偿支出和体检等其他支出。

按照新型农村合作医疗制度的基本原则,各统筹地区必须保证新型农村合作医疗基金在提取风险基金的基础上能合理地用于补偿参合农村居民发生的各种医疗费用,而且不会出现过多结余和透支。新型农村合作医疗基金从筹资的角度来讲是固定的,每个渠道都有相应的筹资标准,因此,要保证新型农村合作医疗基金的收支平衡更多的需要从基金支出的角度来考虑,而相对来讲,基金支出又涉及不同的支出类别、不同的医疗机构、不同的补偿标准,这些都给新型农村合作医疗基金的平衡测算带来了难题。

一、构建初始的新型农村合作医疗基金收支平衡模型

根据前面的分析，理论上的新型农村合作医疗基金收支平衡模型可以表示为：

筹资额 = 风险基金 + 住院补偿 + 门诊补偿 + 住院分娩补偿 + 特殊病种大额门诊补偿 + 其他支出　　　　　　　　　　　　　　　　　　　　　　　　(6.1)

现实中，一般根据补偿需要，将新型农村合作医疗基金划分为风险基金、住院统筹基金和门诊补偿基金等不同的组成部分，而且这些部分之间是相互独立运行的，即住院统筹基金在报销过程中不可能挤占门诊基金中的资金，门诊补偿也不可能占用住院统筹基金的资金。因此，在构建新型农村合作医疗基金收支平衡测算模型时，可以根据基金划分情况分开构建不同的模型，分别独立构建住院统筹基金收支平衡模型和门诊基金收支平衡模型。

门诊：$\text{门诊基金} = \sum_i \text{门诊费用} \times \text{门诊补偿比例}$　　　　　　(6.2)

住院：$\text{住院基金} = \sum_i \text{住院费用} \times \text{住院补偿比例} + \sum_i \text{特殊病种大额门诊费用} \times \text{补偿比例} + \text{住院分娩定额补助支出} + \text{其他补偿支出}$　　(6.3)

式（6.2）、式（6.3）中，i 表示不同的医疗机构。

上述模型中，门诊模型相对单一，就是门诊基金总额用于参合农村居民在不同医疗机构的门诊费用报销和补偿。但是住院模型相对复杂，住院基金总额的用途包括了一般的住院补偿、正常住院分娩补偿、特殊病种大额门诊费用补偿和其他支出等，其中，住院基金重点用于住院补偿，占住院基金总额的比重相对较大，因此，本书重点分析住院基金用于住院补偿过程中的基金收支平衡问题。

二、新型农村合作医疗住院基金收支平衡模型

经过调整和简化，形成了以下新型农村合作医疗住院基金收支平衡模型：

住院：$\text{Fund}_i = \sum \text{Expend}_{ti} \times \text{Rate}_{ti} \times \text{Reimburse}_{ti}$　　　　(6.4)

式（6.4）中，Fund 表示住院基金筹资额，即新型农村合作医疗基金中分配用于补偿住院费用的基金数。为了避免基金数据规模大小不同和参合人数不同带来的影响，此处将基金数据按参合人数进行平均，计算人均基金额。

Expend 表示次均住院费用支出；Rate 表示住院率；Reimburse 表示住院补偿比；i 表示不同的医疗机构，包括乡镇卫生院、县级医疗机构、县以上医疗机构。因为在不同的医疗机构，发生的次均住院费用支出、住院率以及实行的补偿比是有差别的；t 表示年份，我国新型农村合作医疗自 2003 年试点以来，已经多次调整了筹资标准，补偿标准更是几乎每年都在调整，有些县甚至一年多次调整补偿

方案，所以基金平衡测算也要分年度来考虑，每年的情况是不同的。

三、考虑保险因子的新型农村合作医疗住院基金收支平衡模型

住院平衡模型的主要用途是根据筹资规模，确定合适的补偿标准。根据基金收支平衡模型的具体形式，在确定补偿标准之前，需要事先确定次均住院费用支出和住院率两个指标。现实中，确定这两项指标面临两方面难题：一方面，这两项指标不可能事先直接得到具体数值，只能在新一年新型农村合作医疗运行结束后才能得到具体数值，而这对于需要事先确定补偿比，以便确定新型农村合作医疗补偿方案来说是没有意义的，如何事先确定这两项指标的具体数值是非常关键的；另一方面，这两项指标受补偿比等多个因素的综合影响，并不是一个固定的数值，其中，补偿比的影响是最主要的（见式6.5）。通常情况下，随着补偿比的提高，农村居民原有的被压制的医疗需求会得到释放，导致医疗支出增加，同时在补偿比较高的情况下，容易发生医生的诱导需求，导致医疗费用增加，表现为随着补偿比的提高，医疗费用也会随之增加。通常情况下，随着补偿比的提高，农村居民生病就医的积极性会得到提高，表现为随着补偿比的提高，农村居民的住院率会随之提高。现实中，除了补偿比，还有其他因素在影响次均住院费用支出和住院率，如何剔除其他因素的影响是一个关键问题。

Expend = f（Reimburse，X）

Rate = f（Reimburse，X）   (6.5)

医疗保险中保险因子的引入可以有效解决上述难题，这是医疗保险区别于其他保险的一个显著特征，保险因子反映了扣除其他因素影响后，补偿比对医疗费用的影响。由于人均住院费用（Expend_ R）[1] = 次均住院费用（Expend）×住院率（Rate），因此，可以通过保险因子反映补偿比和人均住院费用二者之间的关系。

保险因子的具体确定过程如下：

（1）根据农户个体数据对上述关于次均住院费用、住院率两类模型进行回归，具体步骤是：①设计出具有一定梯度的补偿比。②搜集样本个体的性别、年龄、文化程度、年人均收入、住院情况、住院医疗机构的级别、住院次均费用等基础数据。③在控制其他影响因素的基础上，对上述模型进行回归，并且需要分医疗机构来分别构建回归模型。

（2）根据回归模型，测算每个个体不同补偿比水平下的次均住院费用和住院率，然后根据人均住院费用（Expend_ R）= 次均住院费用（Expend）×住院

---

① 此处的人均住院费用是指按照参合个数计算的平均指标，与次均住院费用是不同的。

率（Rate），得到每个个体不同补偿比所对应的人均住院费用，然后将所有个体的人均住院费用进行平均，得到不同补偿比所对应的人均住院费用。这一过程要区分不同医疗机构。

（3）确定保险因子的回归模型。利用已经剔除其他因素影响后的人均住院费用和对应的补偿比两个变量，确定二者的回归模型，以分析补偿比变化对人均住院费用的影响。具体模型如下：$F_i = 1 + B_i \times Reimburse_i$，其中，$F_i$ 是指保险因子，是指补偿比为 $Reimburse_i$ 时的人均住院费用是无补偿时（即 $Reimburse = 0$）人均住院费用的 F_i 倍；B_i 是系数；$Reimburse_i$ 是补偿比。注意 3 点：①该模型已经剔除了其他因素的影响，只分析补偿比与人均住院费用之间的关系。②需要分不同医疗机构分别构建模型。③合理确定补偿比的有效起点。许多研究证明，补偿比低于 20% 基本没有刺激作用，因此，需要重新修正补偿比的起点，按照一般理论，补偿起点从 0 调整为 20%，F_i 也相应调整，是指补偿比为 $Reimburse_i$ 时的人均住院费用是初始补偿比（即 $Reimburse = 20\%$）时人均住院费用的 F_i 倍，最终，保险因子的回归模型调整为：$F_i = 1 + B_i \times (Reimburse_i - 20\%)$（见表 6 - 1）。现实中，也可以根据具体实际，将补偿起点设定为某个年份新型农村合作医疗运行的实际补偿比。

表 6 - 1　某医疗机构住院保险因子

补偿比	人均住院费用	保险因子
$Reimburse_1$	Expend_ R_1	F_1
$Reimburse_2$	Expend_ R_2	F_2
$Reimburse_3$	Expend_ R_3	F_3
$Reimburse_4$	Expend_ R_4	F_4
$Reimburse_5$	Expend_ R_5	F_5
$Reimburse_6$	Expend_ R_6	F_6
$Reimburse_7$	Expend_ R_7	F_7
$Reimburse_8$	Expend_ R_8	F_8

中国农村健康保险研究组曾利用 1985 年在眉山、简阳两县进行的医疗卫生服务调查数据对医疗费用模型和保险因子作过探讨，测算得到不同医疗机构分门诊和住院的保险因子，这是迄今为止，对保险因子所进行的最为权威的研究（见表 6 - 2），后期的许多相关研究都是以该研究对保险因子的测算结果为依据。

表6-2　不同补偿比下的保险因子

补偿比	门诊		住院	
	村乡医疗机构	区县医疗机构	乡医疗机构	区县医疗机构
0.2	1.00	1.00	1.00	1.00
0.3	1.17	1.12	1.10	1.10
0.4	1.36	1.25	1.21	1.21
0.5	1.58	1.40	1.34	1.32
0.6	1.81	—	1.47	1.46
0.7	—	—	1.63	—

资料来源：李良军等．医药费用预测模型及保险因子分析［J］．中国卫生事业管理，1994（5）．

根据保险因子，每个补偿比下的人均医疗费用都可以通过保险因子模型进行测算得到，重点是要事先确定分门诊和住院、分不同医疗机构的初始补偿比下的人均医疗费用、保险因子等变量。因此，门诊和住院基金收支平衡模型进一步调整为：

$$Fund_t = \sum Expend\_R_i \times F_{ti} \times Reimburse_{ti} \qquad (6.6)$$

式（6.6）中，$Expend\_R_i$是指第 i 类医疗机构的初始补偿比下的住院人均医疗费用，可以是某年份新型农村合作医疗实际运行的补偿比所对应的住院人均医疗费用。F_{ti}是指第 i 类医疗机构在第 t 年的补偿比下的住院保险因子。$Reimburseti_{ti}$是第 i 类医疗机构在第 t 年的住院补偿比。

四、以县为单位（不分医疗机构）考察新型农村合作医疗住院基金收支平衡模型

考虑了保险因子后的新型农村合作医疗基金收支平衡模型，需要事先测算分不同医疗机构的初始补偿比下的人均医疗费用、保险因子等变量，其中保险因子的测算又需要大量的农户数据支撑，同时还需要事先设定好具有一定梯度的补偿比，这些要求对于已经开展新型农村合作医疗的地区是难以实现的，这也是为什么20多年来一直没有出现关于保险因子新的研究成果的主要原因之一。

因此，本书将问题做如下简化：

第一，在测算新型农村合作医疗基金时，只重点测算住院基金的平衡问题，因为住院基金是新型农村合作医疗基金中一个独立的基金，而且占有较大的比重，一般的地区都在80%左右，这是新型农村合作医疗"以住院统筹为主"原则的具体体现。

第二，在考虑保险因子时，不再区分不同级别的医疗机构，而是以县为单位来考虑补偿比的变化带来的人均医疗费用的变化，这种简化操作的基本前提是，在调整补偿比时，要保证不同医疗机构的住院补偿比按照相同的幅度进行同步调整。

第三，保险因子的测算，不以农户数据为支撑，而是以县级层面的汇总数据为基础进行初步测算。

$$Fund_t = Expend\_R \times F_t \times Reimburse_t \qquad (6.7)$$

式（6.7）中，$Expend\_R$ 是指某县某年份实际的补偿比 $Reimburse_0$ 所对应的住院人均医疗费用；F_i 是指某县在第 t 年的补偿比下的住院保险因子。

在保险因子的测算中，重点是测算人均住院医药费与住院补偿比之间的数量关系，实际上就是保险因子 $F_i = 1 + B_i \times (Reimburse_i - Reimburse_0)$ 中的系数 B_i，即"补偿比每增加 1 个百分点，人均住院医药费增长的百分比"。

第二节　保持制度可持续发展的筹资规模和补偿水平的平衡测算

根据样本数据，对各县的新型农村合作医疗住院基金的支出情况进行了测算，结果显示，2008 年样本县按照参合人数平均的住院基金人均补偿支出最低的县为 43.13 元，住院基金补偿最高的县为 91.76 元，2009 年人均补偿支出最低的县为 72.43 元，最高的县为 144.32 元（见表 6 - 3）。

从收支平衡的角度衡量，有的县住院人均补偿支出不足当年人均筹资额的 50%，有的县人均住院补偿支出已经超过当年人均筹资额。由于住院基金仅仅是新型农村合作医疗基金的一部分，而且上年结余也可以在本年继续使用，所以并没有出现基金透支问题。

现实中，只要保证分配到住院补偿的基金额略高于实际人均补偿支出额就能保持住院基金的平衡。按照 2009 年各地的筹资标准，样本县的筹资额都达到人均 100 元的水平，而且一般分配到住院基金的份额一般为 70% ~ 80%，所以 2009 年人均住院补偿费用超过 80 元的样本县都面临较大的基金平衡风险，如果筹资标准不提高，即使保持 2009 年的补偿标准，住院基金也会出现较大的透支可能，但是由于 2010 年国家提出要提高筹资标准，所以 2010 年这些地区并没有出现基金的透支风险。

表6-3　2008～2009年样本县住院基金按参合人数平均的补偿支出情况

地区	年份	次均住院医疗费用（元）	住院率（%）	住院补偿比（%）	人均住院补偿费用（元）
赤水市	2008	2319.87	0.053042	0.3902320	48.02
	2009	2745.43	0.062875	0.4195930	72.43
四子王旗	2008	4028.68	0.046042	0.4830435	89.60
	2009	3474.29	0.078399	0.5298646	144.32
甘谷县	2008	3486.47	0.031818	0.4831610	53.60
	2009	3586.17	0.047894	0.5109310	87.76
望城县	2008	4171.23	0.054231	0.2930530	66.29
	2009	3493.69	0.076200	0.3554240	94.62
武山县	2008	3348.03	0.038268	0.4884660	62.58
	2009	2914.82	0.053060	0.5489820	84.91
宜章县	2009	1863.75	0.090803	0.4371620	73.98
	2010	2328.32	0.094931	0.5467950	120.86
友谊县	2008	4142.69	0.039876	0.2611110	43.13
	2009	3539.79	0.090039	0.3123520	99.55
柳林县	2008	2691.77	0.065250	0.4342000	76.27
	2009	3219.78	0.073640	0.4227910	100.25
中阳县	2008	2377.11	0.067090	0.3978700	63.46
	2009	2219.99	0.098710	0.4333490	94.96
荣昌县	2008	2222.45	0.096055	0.4298570	91.77
	2009	3129.45	0.062445	0.3993930	78.05

　　根据样本数据测算得到的以县为单位的住院保险因子系数 B 如表6-4所示，表示住院补偿比每变化一个百分比，带来的人均住院医疗费用变化的百分比。根据测算结果，样本县可以被分为两类：第一类的保险因子系数 B 基本都在 3 左右，平均为2.96；第二类的保险因子系数 B 都超过10，平均为13.5。由此可知，保险因子在不同的县存在较大的差异，无法用一个全国统一的数据来表示新型农村合作医疗的住院保险因子，需要分别按县来确定各自的保险因子，因为不同县的文化背景、医疗条件、农村居民的就医习惯、文化程度、收入水平等都存在明显的差异，即使实行相同的住院补偿比，也不能保证具有相同的住院率和次均住院费用，保险因子也自然不同，由于目前大部分地区的新型农村合作医疗依然是分县统筹，所以计算全国平均的保险因子并没有实际指导意义，以县为单位计算保险因子是合理的，也能指导具体实践。

表 6－4　2008～2009 年样本县住院保险因子测算结果

样本县	保险因子系数 B
荣昌县	2.78
宜章县	2.79
望城县	2.84
武山县	3.42
四子王旗	10.01
中阳县	10.54
赤水市	13.72
甘谷县	19.74

　　根据上述保险因子系数测算结果，要保证新型农村合作医疗制度的可持续发展，必须使建立在较高水平的补偿比基础上的人均筹资额要略高于实际人均住院补偿支出。按照目前新型农村合作医疗的发展水平，以县为单位的实际住院补偿比应该保持在 55% 以上才能形成足够的吸引力，才能保持较高的参合积极性，并有助于实现新型农村合作医疗的可持续发展。假设各样本县在 2009 年人均住院费用的基础上，按照测算的保险因子，具体测算以县为单位的实际住院补偿比达到 55% 时需要的人均住院补偿费用（见表 6－5），经过测算，最高的地区人均住院补偿费需要达到 268.71 元，最低的县不足 100 元。2011 年，新型农村合作医疗的人均筹资额已经达到 250 元，按照各地的一般操作将其中 80% 的份额划定为住院补偿基金，那么住院补偿基金将达到人均 200 元。根据测算结果，大部分县都能保持基金平衡，但是也有部分样本县面临透支的风险。

表 6－5　样本县住院基金收支平衡测算结果（实际住院补偿比 55%）

地区	人均住院医疗费（元）（2009 年）	补偿比（%）（2009 年）	保险因子系数 B	测算的人均住院医疗费用（元）	测算的人均住院医疗补偿费用（元）
荣昌县	195.42	39.9	2.78	277.24	152.48
宜章县	221.03	54.7	2.79	223.01	122.65
望城县	266.22	35.5	2.84	413.33	227.33
武山县	154.66	54.9	3.42	155.20	85.36
四子王旗	272.38	53.0	10.01	327.28	180.00
中阳县	219.14	43.3	10.54	488.56	268.71
赤水市	172.62	42.0	13.72	481.47	264.81
甘谷县	171.76	51.1	19.74	304.22	167.32

根据目前的筹资水平以及基金分配比例，人均住院补偿基金为200元时，测算各样本县应该确定的住院补偿比（见表6-6）。结果显示，以县为单位的实际住院补偿比最低应该为50.8%，最高可以达到75.8%，不同县之间的差异是非常明显的。在现行的补偿比基础上，部分县需要提高不到10%就能达到要求，而有些县需要提高20%才能达到要求。总之，在住院基金规模达到人均200元时，住院补偿比已经相对较高，补偿力度已经达到较高的水平，这时应该将这一筹资标准和补偿水平维持一个相对较长的时期，避免筹资标准和补偿标准不断调整给当地新型农村合作医疗工作带来麻烦，也避免给农村居民的纵向补偿公平性带来负面影响。

表6-6　样本县住院基金收支平衡测算结果（人均住院补偿费用200元）

地区	补偿比（%）（2009年）	人均住院补偿费用（元）	测算补偿比（%）
荣昌县	39.9	201.19	62.9
宜章县	54.7	200.14	67.2
望城县	35.5	200.40	51.6
武山县	54.9	200.76	75.8
四子王旗	53.0	200.24	56.1
中阳县	43.3	200.57	50.9
赤水市	42.0	200.79	51.2
甘谷县	51.1	200.57	56.5

第七章　中西部地区整合新型农村合作医疗制度与城镇居民基本医疗保险现状

近年来，国家高度重视城乡统筹发展战略，2003 年科学发展观明确提出"五个统筹"，并将统筹城乡发展放到了首位。在整个城乡统筹发展战略中，医疗保障制度的统筹发展是其中一个重要内容，在持续推进新型农村合作医疗制度的过程中，一些地方逐步开始探索城镇居民基本医疗保险与新型农村合作医疗制度的衔接和整合。

第一节　整合城乡居民基本医疗保险制度的基本内涵

在探索城镇居民基本医疗保险与新型农村合作医疗制度整合初期，学术界和各地的具体实践中曾出现过"整合城乡居民基本医疗保险"、"统筹城乡居民基本医疗保险"、"城乡居民基本医疗保险衔接"、"城乡居民基本医疗保险并轨"和"城乡居民基本医疗保险一体化"等不同的概念。比较一致的看法是："一体化"是我国医疗保障制度的最终发展目标，而"并轨"、"统筹"、"衔接"、"整合"是动态的发展过程，是实现最终目标的方式和策略（马斌等，2008）。关于城乡居民基本医疗保险制度"统筹"、"整合"、"衔接"、"并轨"等这些不同的概念，学者们给出了具体定义（刘春生（2012）、王欢（2009）、王保真等（2009）、梅丽萍等（2009）、夏迎秋等（2010）），不同概念之间尽管表述不同，但是基本内涵是一致的。从各地的探索实践来看，实行的都是城镇居民基本医疗保险制度和新型农村合作医疗制度二者的整合，包括筹资机制、财政补助、补偿机制、管理经办等多方面的整合。

2016年1月国务院出台《关于整合城乡居民基本医疗保险制度的意见》，明确提出，整合城镇居民基本医疗保险和新型农村合作医疗两项制度，建立统一的城乡居民基本医疗保险制度。这是在总结过去几年各地自行探索整合城乡居民基本医疗保险制度具体实践的基础上，对全国统一推进制度整合而进行的制度安排。国务院文件提出了"六统一"的政策要求，整合城乡居民基本医疗保险制度的内涵进一步明确。

第二节　中西部地区整合城乡居民基本医疗保险制度改革进程

2007年成都和重庆开始探索两个制度的整合，2008年原卫生部选择10个县、市及地区开展试点。在国家统筹城乡发展战略和一系列相关政策文件指导下，各地开始积极探索整合城乡居民基本医疗保险制度的改革试点，特别是从2010年起，实施整合城乡居民基本医疗保险制度的地区逐渐增多。据统计，到2011年底，全国共有41个市（地）级地区和162个县（市）级地区已经开展了医疗保险的城乡统筹，实现了城乡医疗保险的统一管理（王宗凡，2012）。

一、全国绝大多数省份已经开展制度整合的探索

本书根据全国省级行政区划，通过网络调查发现，截止到2015年3月，已有25个省份开展了整合城乡居民基本医疗保险制度的改革探索工作，涉及78个市（地）（见表7-1），每个省份一般都是选择几个市（地）开展试点。截止到2015年3月，只有北京市、上海市、河南省、吉林省、广西壮族自治区、西藏自治区没有开展整合城乡居民基本医疗保险制度的改革探索，仍然保持着城镇居民基本医疗保险和新型农村合作医疗制度独立运行的模式。

表7-1　东中西部地区按年份的整合试点地区分布

年份	东部地区	中部地区	西部地区
2007	江苏省镇江市、昆山市		重庆市江北区、九龙坡区、南岸区、永川区和南川区
2008	浙江省舟山市、江苏省泰州市、太仓市广东省东莞市福建省厦门市	湖北省鄂州市江西省修水县	内蒙古自治区乌海市

续表

年份	东部地区	中部地区	西部地区
2009	广东省湛江市、惠州市 海南省三亚市	黑龙江省哈尔滨市 山西省襄汾县	四川省成都市
2010	福建省南平市、邵武市 江苏省常熟市 天津市 浙江省义乌市	安徽省长丰县、宁国市	甘肃省金昌市 宁夏回族自治区全区 青海省海西州 四川省乐山市 新疆维吾尔自治区克拉玛依市
2011	广东省阳江市、汕头市 江苏省无锡市	安徽省繁昌县 湖南省长沙市	贵州省黔西南州
2012	广东省云浮市、汕尾市、茂名市、揭阳市 江苏省苏州市 浙江省温州市、丽水市	安徽省合肥市、庐江县 湖北省黄石市	陕西省延安市
2013	福建省莆田市	安徽省铜陵市	青海省西宁市
2014	广东省韶关市、梅州市 山东省东营市 浙江省绍兴市 河北省迁安市 江苏省南通市、常州市 山东省淄博市 浙江省衢州市、金华市、嘉兴市	安徽省巢湖市 湖南省郴州市	四川省甘孜藏族自治州、巴中市 云南省昆明市 四川省遂宁市
2015	广东省广州市、江门市、河源市 河北省邢台市威县 山东省潍坊市、泰安市、德州市、滨州市 浙江省台州市、湖州市		四川省泸州市

注：以上地区以查询到《城乡居民基本医疗保险暂行办法》为准，共查到78个试点地区。

二、东中西部地区开展整合探索工作积极性均较高

在已开展制度整合改革探索的25个省份中，东部地区有9个（福建省、广东省、海南省、河北省、江苏省、辽宁省、山东省、天津市、浙江省），中部地区有6个（安徽省、黑龙江省、湖北省、湖南省、江西省、山西省），西部地区有10个（甘肃省、贵州省、内蒙古自治区、宁夏回族自治区、青海省、陕西省、四川省、新疆维吾尔自治区、云南省、重庆市）。三个地区绝大多数省份已经开展了城乡居民基本医疗保险制度的整合工作，每个地区分别有两个省份仍未开

展。其中，东部地区的北京市和上海市，中部地区的河南省和吉林省，西部地区的广西壮族自治区和西藏自治区没有开展。从地区分布来说，探索城乡居民基本医疗保险制度整合工作的积极性基本没有表现出明显的地区差异性。

第三节　中西部地区整合城乡居民基本医疗保险制度统筹模式

医疗保险基金的统筹层次决定了基金的总体规模，从而决定了基金的保障力度和抗风险能力，直接影响着医疗保险制度的可持续发展。目前，基金统筹层次分为县级统筹模式、市（地）级统筹模式，而市（地）级统筹又分为"市（地）级统筹，分级管理"和"市（地）级统收统支"两种不同的类型。

一、县级统筹模式

调查显示，少部分地区为了保障两项制度整合的顺利衔接，逐渐过渡，实行县级统筹模式，例如，2015 年贵州省毕节地区纳雍县提出，全县范围内实行城乡居民基本医疗保险"十个统一"的县级统筹管理，即"统一参保范围、统一基金管理政策、统一补偿政策、统一服务监管政策、统一信息管理、统一筹资标准、统一现场减免、统一考核标准、统一收费标准、统一药品目录"。

二、"市（地）级统筹，分级管理"模式

调查显示，有一部分市（地）实行的是"市（地）级统筹，分级管理"模式，即在同一市（地）范围内，各区县按照市（地）要求的统一筹资标准征收医疗保险基金，各县（区）征收的保险基金的大部分比例仍留存当地，市（地）级医保基金管理部门授权给县（区）级管理部门进行管理，另外按照一定比例上缴一部分资金到市（地）级，用于建立风险调剂金，市（地）级管理部门统一调度使用，管理主体仍停留在县（区）级。目前实行这种模式的地区有内蒙古自治区乌海市、四川省泸州市、湖南省长沙市等地。例如，2014 年四川省泸州市人民政府办公厅关于印发《泸州市城乡居民基本医疗保险办法》的通知，市级统筹初期城乡居民基本医疗保险基金实行分级管理、定额调剂，逐步实现统收统支。

该模式的优点是基本没有改变原来基金的管理体制和运行模式，对现有两种医疗保险制度带来的冲击相对较小，初期改革成本相对较低，县（区）政府的职能也没有被削弱，有利于优化管理经办资源，提高各级管理部门积极性。同

时，通过市（地）级统筹和分级管理，一方面，保证了基金在更大范围的调剂使用；另一方面，也可以分散市（地）级政府部门的基金管理压力和风险，提升基金使用效能。但是，在这种模式下，各县（区）征收的医保基金会有大部分留在本辖区内封闭运行，参保人员市（地）内跨县（区）就医所涉及的医保转移和续接成为问题，这是我国医疗保障制度城乡统筹工作所关注的重点。

三、"市（地）级统收统支"模式

调查显示，26 个市（地）实行的是"市（地）级统收统支"模式，即将全市（地）的城乡居民基本医疗保险基金纳入统一的市（地）级财政专户管理，基金支出是由市（地）级财政统一拨付，各县（区）的基金支付根据县（区）经办机构的申请，经过市（地）级基金管理部门审批后下拨资金，基金运行方式的管理主体只有一个，且上移到市（地）级。目前实行这种模式的地区有天津市、湖北省鄂州市、安徽省铜陵市、青海省海西州等地。例如，2009 年青海省海西州人民政府办公室关于转发《海西州城乡居民基本医疗保险暂行办法》的通知，提到在保障城乡居民基本医疗需求的同时，城乡居民基本医疗保险基金实行州级统筹，统一管理。

市级"统收统支"模式更有利于"大数法则"效应的发挥，可以减少基金的管理层次，使同一地区的基金统筹单位由多个减少到一个，提高了业务经办效率，加快了医保报销的转移和续接，有利于市内跨统筹区就医的行为，提高了同一区域内医保制度的公平性。

第四节　中西部地区整合城乡居民
基本医疗保险制度筹资模式

医疗保险筹资是保证医疗保险制度正常运行的基础，筹集规模决定了补偿水平，各地在制度整合过程中探索提出了不同的筹资模式，主要体现在个人筹资标准上，大体分为以下几种模式：城乡居民按身份采取有差别的筹资标准、城乡居民采用多档制选择性筹资标准、城乡居民采用统一的筹资标准。

一、城乡居民按身份采取有差别的筹资标准

有的地区城镇居民基本医疗保险和新型农村合作医疗制度整合后，虽然实现了管理经办上的统一，但是城乡居民仍然延续以前的模式，按照不同的缴费标准

进行筹资。例如，2009 年青海省海西州人民政府转发《海西州城乡居民基本医疗保险暂行办法》的通知，规定城镇居民按现行筹资标准为每人每年 200 元，其中，个人年缴费 110 元，各级财政补助 90 元；农牧民筹资标准为每人每年 104.3 元，其中，个人筹资缴费 20 元，中央财政补助 40 元，地方财政补助 44.3 元。最大限度地考虑到不同身份人群的收入水平和承受能力，推进制度的顺利衔接，逐步整合。

二、城乡居民采用多档制选择性筹资标准

调查显示，很多地区考虑到城乡居民之间的收入差距，为了保证制度整合的顺利推进，实施了多档制自由选择的筹资模式，即分别设定由低到高多个档次的筹资标准，城乡居民自由选择一个档次参加，这种设定多档次的筹资标准是充分考虑到城乡居民的收入差距、承受能力、支付水平和参保意愿（夏芹，2010）。但是不同地区也存在明显差异，有的地区设定了两档筹资标准，有的地区设定了三档筹资标准。从地区差异的角度来看，经济水平差异越大的地区采取分档缴费越明显。目的是通过政策引导，逐步过渡，避免出现农村逆向补贴城市的现象。

两档制筹资方式。重庆市、湖北省鄂州市、安徽省马鞍山市、贵州省黔西南州等中西部地区的城乡居民基本医疗保险制度均采取两档制筹资方式。例如，2007 年重庆市政府通过了《关于开展城乡居民基本医疗保险试点的指导意见》，保险缴费标准分两档（一档每人每年 50 元，二档每人每年 160 元）。鄂州市在2009 年初出台了《鄂州市城乡居民基本医疗保险方案》，保险缴费标准分为两档（一档每人每年 150 元，二档每人每年 220 元），缴费资金分为个人缴费和国家补助，城乡居民可自由选择一档或二档以家庭为单位整体参保，其家庭所选的缴费标准必须相同，一旦选定，两年不变；两年后选择一档家庭变更为二档参保，但原二档家庭不能选择一档参保。一些地区各档次的个人缴费水平存在较大差异，例如，湖北省鄂州市 2015 年一档个人缴费 90 元，二档 190 元，相差 100 元。随档次逐级增加，城乡居民个人缴纳费用比例也相应上升，湖北省鄂州市个人筹资所占比例两档之间相差 15.3 个百分点，贵州省黔东南州相差 25.45 个百分点（见表 7-2）。

表 7-2 中西部实行两档制筹资模式地区的筹资标准

省份	试点地区	年份	档次	筹资标准(元)	个人筹资(元)	个人筹资比例(%)
贵州	黔西南州	2013	一档	150	30	20.00
			二档	220	100	45.45
湖北	鄂州市	2015	一档	410	90	21.95
			二档	510	190	37.25

资料来源：作者查阅政策文件制作。

三档制筹资方式。宁夏回族自治区、四川省成都市、山西省延安市等中西部地区实行的是三档制筹资方式。例如，宁夏回族自治区 2010 年城乡居民参加基本医疗保险实行"一制多档"，分为每人每年 150 元、每人每年 280 元和每人每年 400 元三个档次，一、二、三档每人每年分别缴纳 30 元、160 元、280 元，城乡居民以家庭为单位按档次自愿选择缴纳基本医疗保险费，其中城镇居民选择二、三档标准缴费，农村居民选择一、二、三档标准缴费。采用三档筹资的地区，随档次的提高，个人需缴纳的费用也逐级上升，部分地区不同档次之间个人缴费的差距较大，例如，宁夏回族自治区不同档次之间相差 150～200 元，第一档和第三档之间相差 7 倍。随着档次的提高，个人缴纳费用比例也逐级增加，宁夏回族自治区个人缴费比例从第一档的 12.82% 提高到第二档的 37.04%，第三档达到 54.05%（见表 7-3）。

表 7-3　2014 年中西部实行三档制筹资模式地区的筹资标准

地区	试点地区	档次	筹资标准（元）	个人筹资（元）	个人筹资比例（%）
宁夏	全区	一档	390	50	12.82
		二档	540	200	37.04
		三档	740	400	54.05
陕西	延安市	一档	450	100	22.22
		二档	500	150	30.00
		三档	550	200	36.36
四川	成都市	一档	280	100	35.71
		二档	400	200	50.00
		三档	680	300	44.12

资料来源：作者查阅政策文件制作。

三、城乡居民采用统一的筹资标准

部分地区实行城乡居民统一筹资标准的模式，即城镇居民和农村居民采用统一的标准进行缴费。中西部地区实施统一标准进行筹资的有安徽省合肥市长丰县、湖南省长沙市、青海省海西州等。例如，2014 年湖南省长沙市出台的《关于调整 2014 年度城乡居民基本医疗保险筹资标准的通知》规定，城乡居民基本医疗保险费按每人每年 350 元筹集，其中个人缴费 70 元，各级财政补助 280 元。统一筹资标准下各地城乡居民个人缴费存在较大差异，例如，安徽省合肥市长丰县城乡居民个人缴纳 30 元，湖南省长沙市城乡居民个人缴纳 70 元，青海省海西州个人缴费标准为 120 元，明显高于其他地区（见表 7-4）。

表7-4　2014年中西部实行城乡居民统一筹资标准地区的个人筹资水平

省份	试点地区	筹资标准（元）	个人筹资（元）	个人筹资比例（%）
安徽	合肥市（长丰县）	150	30	20.00
湖南	长沙市	350	70	20.00
青海	海西州	470	120	25.53
四川	巴中市	390	70	17.95

资料来源：作者查阅政策文件制作。

第五节　中西部地区整合城乡居民基本医疗保险制度住院补偿

目前各地实行的整合城乡居民基本医疗保险的补偿政策主要是以大病统筹为主，所以这部分内容重点对住院补偿进行分析。不同地区实行的住院补偿政策在具体的技术环节设计上存在明显的差异，包括起付线、封顶线、报销比例等，这种差异最终会体现为实际的补偿效果和补偿水平的不同。

一、起付线

按照一般的医疗保险政策，住院医疗费报销都会设定起付线，起付线标准以下的住院医疗费用由个人负担，起付线标准以上的费用按一定的比例给予报销。起付线设定可以增强参保人的费用共担意识，减少医疗资源浪费。当前各地实行的整合城乡居民基本医疗保险制度均设定了相应的住院补偿起付线。

大部分地区实行统一的起付线，个别地区分档次设置差别化起付线。大部分地区设置统一的起付线标准，虽然采用多档制筹资模式，但对于不同档次设定相同的起付线。例如：2008年《成都市城乡居民基本医疗保险暂行办法》规定，城镇居民和农村居民缴费标准分设三档：第一档每人每年缴费100元；第二档每人每年缴费200元；第三档每人每年缴费300元。住院起付线与筹资档次无关，无论哪个档次，乡镇卫生院住院起付标准为50元，一级医院缴费100元，二级医院缴费200元，三级医院缴费500元。但是也有个别地区针对不同的筹资档次设定不同的住院起付线标准。例如，2009年鄂州市城乡居民基本医疗保险设两档筹资：一档缴费标准为110元/年，二档缴费标准为240元/年。在住院起付线方面，选择一档的城乡居民在一级以下的医疗机构（村卫生室、社区卫生服务站)、一级医疗机构、二级医疗机构、三级医疗机构的住院起付线分别为 50 元、100 元、300 元、500 元;选择二档的城乡居民在一级以下的医疗机构(村卫生室、社区卫生服务站)、一级医疗机构、二级医疗机构、三级医疗机构的住院起付线分别为 100 元、200 元、400 元、500 元。

随医院级别的增加设置梯次的起付线标准。通过合理设置起付线标准可以有效引导城乡居民对医疗机构的选择,更多地向基层倾斜,形成合理就医格局。很多地区根据医院级别的不同设置有差别的起付线标准,医院级别越高,起付线越高,医院级别越低,起付线也就相应较低。从各试点地区设定的城乡居民基本医疗保险起付线来看,乡镇卫生院的住院起付线基本设定为 50~200 元,二级医院基本设定为 200~500 元,三级医院基本设定为 500~800 元,不同地区的起付线标准存在明显的差异(见表 7-5)。

表 7-5 试点地区各级医疗机构起付线情况

省(区)	试点地区	年份	乡镇卫生院(元)	一级医院(元)	二级医院(元)	三级医院(元)
安徽	长丰县	2014	100	100	300	500
安徽	巢湖市	2014	200	400	400	700
甘肃	金昌市	2014	100	100	300	500
贵州	黔西南州	2014	100	300	400	600
黑龙江	哈尔滨市	2014	100	100	500	800
湖南	长沙市	2014	100	200	400	700
湖南	郴州市	2014	100	200	400	700
宁夏	全区	2014	200	200	400	700
青海	海西州	2014	100	100	300	600
山西	襄汾县	2014	200	200	400	600
四川	成都市	2014	50	100	200	500
四川	甘孜藏族自治州	2014	50	100	300	500
四川	巴中市	2015	100	300	400	700
四川	遂宁市	2014	150	300	400	650
四川	泸州市	2015	200	300	400	800
云南	昆明市	2014	100	100	300	600

资料来源:作者查阅政策文件制作。

起付线的应用方式存在明显地区差异。大多数地区规定,在同一个医疗年度内,起付线随着住院次数增加而降低,例如宁夏回族自治区、贵州省黔西南州。宁夏回族自治区规定参保居民同年住院两次以上的,从第二次住院起,起付标准每次按 70% 计算。有的地区采取一次性计算起付线,例如安徽省巢湖市规定,同一参合居民当年内住院两次以上的，只按最高级别扣除一次起付线，患同一种疾病在不同级别的医疗机构连续就诊住院的，只计算最高级别医疗机构的一次起付线。有少部分地区规定起付线不予累计，需单次计算。例如，四川省泸州市参保居民在定点医疗机构发生的住院医疗费支付按照单次住院结算，实行起付标准和最高支付限额管理，起付标准以上、最高支付限额以下的医疗费用按比例支付。

二、封顶线

城乡居民基本医疗保险报销封顶线是指参保居民一年内累计住院最高能报销的额度，参保居民一年内报销金额超过封顶线后的住院费用将不再报销。各地实施的城乡居民基本医疗保险制度对住院补偿均设定了封顶线。但不同地区对于封顶线设置的方式存在差异，一些地区设置统一的封顶线，即不同档次、不同级别的医院均设置统一的住院补偿封顶线。还有一些地区按照不同筹资档次设置有差别的封顶线。

大部分地区设置统一的封顶线。尽管大部分地区实行的是多档次筹资模式，但对住院补偿实行的是统一的封顶线。例如，湖北省鄂州市城乡居民基本医疗保险筹资设有两个标准：一档缴费标准为 110 元/年，二档缴费标准为 240 元/年，不同档次城乡居民在各级医院就医的住院治疗费用报销封顶线均为 40000 元。各地往往根据当地城乡居民的收入和医疗资源等情况综合考虑设置封顶线，各地区之间存在较大差异。在样本地区，住院封顶线最高的为山西省襄汾县，参保人每人每年各类补偿年度累计不得超过 460000 元；住院封顶线最低的为湖南省郴州和湖北省鄂州市，城乡居民的住院费报销额不得超过 60000 元。

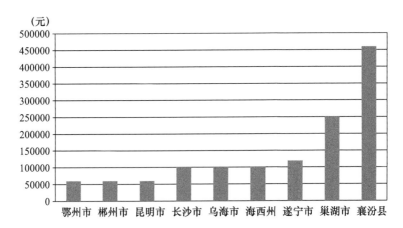

图 7 - 1 2014 年各地区城乡居民基本医疗保险住院封顶线

资料来源：作者查阅政策文件制作。

按筹资档次的不同设定有差别的封顶线。一部分地区根据筹资档次不同对城乡居民住院补偿设定不同的封顶线，一般为筹资档次越高，住院报销封顶线越高。例如，四川省甘孜藏族自治州、黑龙江省哈尔滨市、宁夏回族自治区、贵州省黔西南州等地。哈尔滨市筹资档次分为三档，选择不同档次的城乡居民住院补偿封顶线不同，按第一档缴费的参保人员最高封顶线为 40000 元，按第二档缴费的参保人员最高封顶线为 50000 元，按第三档缴费的参保人员最高封顶线为 60000 元。2009 年四川省成都市城乡居民基本医疗保险缴费标准分设三档：一档每人每年 100 元，二档每人每年 200 元，三档每人每年 300 元，在一年内，城乡居民基本医疗保险基金最高支付限额为，按一档缴费的参保人员最高封顶线为 40000 元；按第二档缴费的参保人员最高封顶线为 50000 元；按第三档缴费的参保人员最高封顶线为 60000 元。

三、补偿比

城乡居民基本医疗保险住院补偿比是整个住院补偿政策的核心，直接影响补偿效果和居民的参保意愿。从各地区实行情况来看，补偿比的设定分为不同的方式，有的地区按不同医院级别设定住院补偿比，有的地区按医院级别并且分筹资档次设定住院补偿比，还有些地区根据医院级别按住院费用分段设定补偿比。

按医院级别设定有差别的住院补偿比。为充分发挥医保政策引导患者到基层医疗机构就医，各地均采取按照医院的级别设定不同的补偿比。乡镇卫生院的住院补偿比基本在 85% 以上，二级医院的住院补偿比基本为 70% ~ 80%，三级医院的住院补偿比基本为 50% ~ 75%，相邻级别医疗机构之间的补偿比一般相差 5% ~ 10%，部分地区不同医疗机构之间的补偿比差距相对较大，超过 15 个百分点，有的地区甚至相差 20 个百分点。很多地区无论是采用统一档次筹资模式，还是实行多档次的筹资模式，均按照医院级别不同设定不同的住院补偿比，补偿比的设定不与筹资档次挂钩（见表 7 - 6），例如，延安市规定，个人缴费设置以下三个档次：A 档，每人每年 100 元；B 档，每人每年 150 元；C 档，每人每年 200 元。住院补偿比按照医院级别分别设定为：一级医院 90%，二级医院 80%，三级乙等医院 60%、三级甲等医院 55%、市外一级医院 90%，二级医院 80%，三级乙、甲等分别为 55%、50%。

表 7 - 6　2014 年中西部样本地区不同医疗机构住院补偿比

省份	代表地区	筹资档次	乡镇卫生院（%）	社区和一级医院（%）	二级医院（%）	三级医院（%）
安徽	巢湖市	1	90	80	75	70
甘肃	金昌市	1	90	90	80	75
湖北	鄂州市	2	85	80	70	60

省份	代表地区	筹资档次	乡镇卫生院（%）	社区和一级医院（%）	二级医院（%）	三级医院（%）
湖南	郴州市	1	75	75	70	55
青海	海西州	1	90	90	80	70
山西	襄汾县	—	85	85	75	65
陕西	延安市	3	90	90	80	60
四川	巴中市	1	90	80	70	60
四川	泸州市	2	85	75	70	50
云南	昆明市	1	85	85	75	60

注：四川省泸州市和巴中市是 2015 年数据。

资料来源：作者查阅政策文件制作。

按医院级别和筹资档次分级设定有差别的住院补偿比。有的地区针对不同筹资档次和不同级别的医疗机构分别设定了有差别的住院补偿比，随着档次的提高，城乡居民在同一医疗机构的住院补偿比会随之上升，选择同一筹资档次的城乡居民，随着医院级别的提高，补偿比逐级降低。例如，宁夏石嘴山、黑龙江哈尔滨市、四川甘孜藏族自治州、遂宁市等地。宁夏石嘴山市城乡居民基本医疗保险个人缴费标准分为三档，一档 40 元、二档 170 元、三档 300 元，各档次均对不同级别的医院设定了差别化的住院补偿比：按一档缴费的居民，在乡镇卫生院住院补偿比为 80%，一级医院住院补偿比为 75%，二级医院住院补偿比为 65%，三级医院住院补偿比为 40%；按二档缴费的居民，乡镇卫生院住院补偿比为 85%，一级医院住院补偿比为 80%，二级医院住院补偿比为 75%，三级医院住院补偿比为 55%；按三档缴费的居民，乡镇卫生院住院补偿比为 90%，一级医院住院补偿比为 85%，二级医院住院补偿比为 80%，三级医院住院补偿比为 60%（见表 7-7）。

表 7-7 2014 年样本地区多档次筹资模式下各级医院的住院补偿比

省（区）	代表地区	档次（%）	乡镇卫生院（%）	一级医院（%）	二级医院（%）	三级医院（%）
宁夏	石嘴山	一档	80	75	65	40
		二档	85	80	75	55
		三档	90	85	80	60
黑龙江	哈尔滨市	一档	65	60	55	35
		二档	92	92	72	50
		三档	92	92	82	65

续表

省（区）	代表地区	档次（%）	乡镇卫生院（%）	一级医院（%）	二级医院（%）	三级医院（%）
四川	甘孜藏族自治州	一档	85	85	75	70
		二档	90	90	80	75
四川	遂宁市	一档	90	75	65	60
		二档	95	80	70	65
贵州	黔西南州	一档	80	80	75	65
		二档	90	90	80	70

资料来源：作者查阅政策文件制作。

按医院级别和住院费用分段设定补偿比。有的地区根据住院费用分段设定补偿比，住院费用越高，补偿比越高。例如，湖北省鄂州市按照医院的级别以及住院费用分段设定补偿比：乡镇卫生院住院医疗费超过 50 元报销比例为 85%；一级医院住院医疗费用超过 100 元报销比例为 80%；市级医院住院医疗费用 300～2000 元报销比例为 55%，超过 2000 元报销 70%；鄂州市二医院住院医疗费用 300～3000 元报销比例为 45%，3000～5000 元报销比例为 55%，医疗费用超过 5000 元报销比例为 65%；市中心医院和鄂钢医院住院医疗费用 500～3000 元报销比例为 40%，3001～5000 元报销比例为 50%，5001 元以上报销比例为 60%；经转诊到市级以上定点医疗机构住院医疗费用 800～5000 元报销比例为 25%，5000～10000 元报销比例为 35%，10000 元以上报销比例为 45%。

第六节　中西部地区整合城乡居民基本医疗保险制度管理模式

医疗保险制度的管理和经办是保证制度稳定运行的重要保障，由于过去实行的是城乡分割的医疗保险管理体制，要实现两个制度的整合，就必然涉及由哪个部门管理的问题，关于这个问题一直争议不断。一种看法认为应由卫生部门主管，发挥其"一手托两家"的优势；另一种看法认为应由社保部门主管，管办分开的管理办法更有助于医保基金的管理。两种观点均有合理之处，因此在各地探索实践过程中存在着多种类型的管理模式，包括社保部门管理模式、卫生行政部门管理模式、混合管理模式等。不同地区采取的模式各不相同，即使是同一省份的不同地区，也有不同的模式选择。例如，安徽省宁国市、繁昌县和长丰县的城乡居民医保是由卫生部门管理，而安徽省的马鞍山市和铜陵市选择将新型农村合作医疗保险的管理和业务经办整体转移到社保部门。

一、卫生行政部门管理模式

卫生行政部门作为医疗机构的管理部门，具有医疗卫生管理的天然优势，可以及时了解居民的就医情况以及医疗保障系统的运行情况，同时可以对医保定点医疗机构进行监督管理，不断督促医疗机构提高服务质量。所以制度整合实践探索以来，不少地区选择将新型农村合作医疗制度和城镇居民基本医疗保险交由卫生行政部门管理，例如，安徽省宁国市、繁昌县和长丰县等地区。安徽省宁国市和长丰县均在2009年开始酝酿将新型农村合作医疗制度和城镇居民基本医疗保险合并，并且均印发了《城乡居民合作医疗保险实施方案》，规定了管理分为三个层面，卫生行政部门为城乡居民基本医疗保险并轨的主管部门，并且下设了城乡居民合作医疗管理中心负责经办（见表7-8），在各乡镇、区设立了居民合作管理办，主要负责参保资金的收缴和参保人员基础资料的收集等日常事务工作。

卫生行政部门同时管理医疗服务和医疗保险，利用其在专业方面的优势以及拥有对医院的行政管理职能，以健康改善作为管理导向，使得参保人在医疗保险方面获得最大受益。

表7-8 安徽省卫生部门主管的试点地区

代表地区	整合年份	经办部门
长丰县	2010	下设城乡居民合作医疗管理中心
宁国市	2010	下设城乡居民合作医疗保险管理站
繁昌县	2011	下设医保合作中心
庐江县	2012	下设医保合作中心
巢湖市	2013	下设城乡居民合作医疗管理中心

资料来源：作者查阅政策文件制作。

二、社保部门管理模式

在整合城乡居民基本医疗保险制度过程中，许多地区积极创造条件将新型农村合作医疗的管理权限移交社保部门，由社保部门统一行使城乡居民基本医疗保险的管理和经办职能（见表7-9）。例如，四川省成都市早在2008年开始探索制度整合，出台了《成都市城乡居民基本医疗保险暂行办法》，明确规定城乡居民基本医疗保险由劳动和社会保障部门管理。2008年湖北省鄂州市被确定为全省首个城乡一体化试点城市，在试点之初，开始整合行政资源，统一经办管理部门，将新型农村合作医疗的行政和业务管理职能从卫生部门整体移交到人力资源和社会保障部门，实现了统一管理，完成了两制的无缝衔接，在人力资源和社会保障部门的主管下实现了城乡居民基本医疗保险的市级统筹。安徽省马鞍山市和铜陵市分别在 2010 年和 2013 年将新型农村合作医疗制度与城镇居民基本医疗保险合并，并交由人力资源和社会保障部门管理，马鞍山市在人力资源和社会保障局的统管下，在全市范围内逐步实现了参保时间和范围、筹资标准、待遇水平、基金征收管理与使用、经办服务流程和基本医疗保险信息网络等方面的统一。

目前，由社保部门主管城乡居民基本医疗保险的地区相对较多。据相关部门统计，全国已全面开展整合城乡居民基本医疗保险制度的地区有天津市、重庆市和宁夏回族自治区 3 个省级地区、21 个地市级和 103 个县级地区，除浙江省嘉兴市和其他 33 个县（区、市）城乡居民基本医疗保险由卫生部门管理外，其他地区均由社保部门管理。在本次查到的 78 个样本地级市实行的整合城乡居民基本医疗保险制度中，有 62 个地级市实行社保部门管理模式。

表 7 - 9　中西部地区社保部门管理城乡居民基本医疗保险情况

省（区）	代表地区	整合年份	经办部门
内蒙古	乌海市	2008	下设医保局
江西	修水县	2008	社保部门
黑龙江	哈尔滨市	2009	社保部门
四川	成都市	2009	独立医保局
新疆	克拉玛依市	2010	社保部门
宁夏	全区	2010	下设社保管理局
甘肃	金昌市	2010	社保部门
青海	海西州	2010	下设经办机构
四川	乐山市	2010	独立医保局
湖南	长沙市	2011	独立医保局
湖北	黄石市	2012	社保部门
重庆	江北区	2012	独立医保局
四川	巴中市	2013	社保部门
云南	昆明市	2013	社保经办机构
四川	甘孜藏族自治州	2013	下设经办机构
安徽	铜陵市	2013	社保部门
青海	海西州、西宁市	2013	社保部门
湖南	郴州市	2014	下设医保局
四川	遂宁市	2014	下设经办机构
浙江	湖州市	2015	另设社保经办部门
四川	泸州市	2015	下设医保中心

资料来源：作者查阅政策文件制作。

三、卫生行政部门和社保部门联合管理的混合模式

一些地区在整合城乡居民基本医疗保险制度的过程中，将管理和经办职能分设在两个不同的部门分别管理。例如，山西省襄汾县早在 2009 年就被原卫生部确定为全国 10 个城乡居民基本医疗保险"两制衔接"的试点县之一，为了积极推进新型农村合作医疗制度与城镇居民基本医疗保险之间的衔接与协调发展，襄汾县出台了《襄汾县新型农村合作医疗与城镇居民基本医疗保险"两制衔接"试点实施办法》，筹资、补偿和管理职能由卫生部门负责，但是基金管理和经办仍然由两个部门独立管理，采取的是一种混合模式。贵州省黔西南州的城乡居民基本医疗保险是由人力资源和社会保障局与卫生局共同主管，共同负责全州城乡居民基本医疗保险的管理和监督检查，各县（市）、顶效经济开发区人力资源和社会保障局、卫生局负责本县城乡居民基本医疗保险的管理和监督检查，定点医疗机构的资格认定由各县（市）、顶效经济开发区人力资源和社会保障审查，报州人力资源社会保障部门批准。

目前各地根据实际情况，探索适合本地的管理模式。有些地区由卫生部门负责城乡居民基本医疗保险的行政管理工作，虽然便于控制和监督定点医疗机构，更有利于带动基层医疗机构发展，但卫生部门作为医疗机构的管理部门，同时又管理医疗保险，可以说既是"运动员"又是"裁判员"，这样角色的重叠不利于基金的管理以及医疗保险经办。从长远来看，将城乡居民基本医疗保险归为社保部门主管，可以从根本上解决管理和经办重叠导致的医保基金滥用问题，同时可以充分发挥医疗保险第三方监管的制约作用，更好地规范和引导医疗行为，也有利于卫生部门集中精力搞好卫生体制改革。

第八章 样本县调查报告

第一节 贵州省赤水市新型农村合作医疗实施情况调查报告

贵州省赤水市地处贵州遵义西北部，辖 9 个镇、5 个乡、3 个街道、100 个行政村、22 个社区，属于典型的农业县级市。2008 年全市生产总值 269227 万元，同比增长 12.1%，农村居民人均纯收入 3600 元，增长 8.4%。2009 年实现地区生产总值 296063 万元，比 2008 年增长 14.4%。2009 年人均生产总值 11356 元，比 2008 年增长 14.2%。2009 年全市完成财政总收入 24062 万元，比 2008 年增长 14.55%，其中，地方财政收入完成 13800 万元，比 2008 年增长 14.64%。

贵州省赤水市自 2003 年底被贵州省人民政府确定为全省首批新农村合作医疗试点县（市），到 2012 年，赤水市已经实施新型农村合作医疗 10 年。10 年来，这项制度的实施对当地居民的医疗保障和医疗行为都产生了明显的影响，在推动新型农村合作医疗的发展方面取得了明显成效，同时在实施过程中也暴露了诸多不利于新型农村合作医疗可持续发展的问题。

一、赤水市新型农村合作医疗的发展历程

起步阶段。赤水市农村新型合作医疗试点工作于 2004 年全面启动，全市农村居民参合率连续两年位居全省第一。2006 年赤水市在全市范围内全面实施新型农村合作医疗，并根据本市的经济发展情况设计合理的合作医疗基金的补偿方案。此后进一步改进和完善新型农村合作医疗的管理机制。赤水市人民政府于 2007 年初组织审计、财政、监察、卫生等相关部门组成两个检查组对全市新型农村合作医疗资金管理和使用情况进行了一次全面的财务大检查。检查结果显

示，各地在推进新型农村合作医疗试点中做了大量的探索和实践工作，取得了明显成效。其中也存在一系列问题，例如合作医疗资金筹资和使用过程中出现了一些违规行为。这不仅是赤水市合作医疗工作起步阶段存在的问题，更是全国各省市新型农村合作医疗实施起步阶段所面临的共同难题。

发展阶段。赤水市经历了 2007 年的工作检查整顿后，新型农村合作医疗发展迅速。在此期间为了配合新型农村合作医疗的快速发展以满足农村居民的就医看病需求。赤水市于 2008 年开展了村卫生室基础设施建设项目 25 个，总建设规模 1500 平方米，项目总投资 125 万元。赤水市同时致力于配好、配足乡村医生，并逐步将其向执业医师过渡的村卫生建设辅助工作，使乡村医生基本能够承担辖区内公共卫生服务以及常见病、多发病、慢性病的诊断和危重病人的应急处理及转诊工作。这一系列的措施，使新建的村卫生室在规模、管理、服务质量等方面基本满足了当地人民群众预防保健及基本医疗服务需求，提高了农村居民的就医积极性。与此同时，赤水市为提高资金的使用率扩大受益面，对新型农村合作医疗补偿机制做出相应的调整。例如"门诊补偿"与"家庭账户"相结合，"重大疾病二次补偿"等。

完善阶段。赤水市自 2003 年启动实施新型农村合作医疗以来，取得了明显成效，农村地区已全面实施新型农村合作医疗制度，制度框架和运行机制基本建立，农村居民医疗负担得到减轻，卫生服务利用率得到提高，因病致贫、因病返贫的现象在一定程度上得到缓解。2010 年 5 月贵州省卫生厅联合民政、财政和农业等部门，制定印发了《贯彻落实〈巩固和发展新型农村合作医疗制度的意见〉的实施意见》。2010 年 7 月，赤水市新型农村合作医疗进入信息系统建设阶段，与市农业银行合作实行新型农村合作医疗以卡代证制度，推动村级信息管理系统建设。进一步完善巩固了新型农村合作医疗制度，规范报销手续，简化报销手续，确保基金安全。赤水市 2011 年新型农村合作医疗数据显示，农村 219407 人参加新型农村合作医疗，新型农村合作医疗人口覆盖率达到 95.7%。

经过不断的努力，赤水市新型农村合作医疗制度不断完善，补偿方案的设计趋向合理。"因病致贫、因病返贫"的情况得到有效改善，农村居民抵御大病的能力也得到提高，受益面不断扩大，广大农村居民得到的实惠越来越多。

二、赤水市新型农村合作医疗的参合情况

赤水市 2003 刚开展新型农村合作医疗试点时，参合率相对较低，2007 年之后参合率不断提高，2007 年超过 95%，之后一直稳定在 95% 以上的水平。

2004 年有 143383 名农村居民参加新型农村合作医疗，参合率达 64.05%；2005 年共有 185524 人参加新型农村合作医疗，农村居民参合率达到 83.63%；

2006 年为 92.09%；2007 年参合人数为 214559 人，参合率为 95.75%；2008 年 221938 人参合，参合率为 98.19%；2009 年 218768 人参合，参合率为 96.38%。2010 年参合率达 95.27%。赤水市参合率在 2008 年以后出现了一定程度的下降，从 2008 年的 98.19% 下降到 2010 年的 95.27%，但连续多年保持在一个相对较高的水平，超过 95%（见图 8 - 1）。维持高参合率主要的原因在于，赤水市的新型农村合作医疗政策不断完善，改善了就医条件，调动了农村居民的就医积极性。其次，这也与基层干部们的上门动员、积极开展工作是密不可分的。

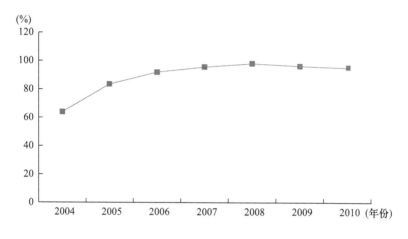

图 8 - 1　赤水市新型农村合作医疗参合率

三、赤水市新型农村合作医疗的资金筹集情况

调查数据显示，实施新型农村合作医疗 10 年来，筹资水平不断提高。2004 年按每位农村居民自缴 10 元，其中 8 元进入个人家庭账户，由农村居民用于门诊等自由支配使用。农村居民自缴医疗基金共 137.187 万元。中央、省、市、县（市）四级财政分别为 10 元、4 元、3 元、3 元，（当年按 22 万农村居民参合计算）补助到位的资金分别是 220 万元、88 万元、66 万元、66 万元，共计筹集资金 577.187 万元。2005 年农村居民个人缴纳 10 元，全部进入个人家庭账户，由农村居民用于门诊等自由支配使用，共筹得农村居民自缴资金 185.524 万元，按县∶市∶省∶中央 = 3∶3∶4∶10 的财政补助比例进行配套资金，赤水市财政配套 55.5 万元。2006 年中央出台了提高统筹资金标准的政策，即中央、省、市、县财政和农村居民分别为 20 元、7 元、4 元、4 元、10 元，参合农村居民的统筹资金增加到 45 元。2007 年人均筹资水平为 50 元，2008 年为 90 元，2009 年为 100 元，其中，个人缴纳 20 元，全部纳入家庭账户。2011 年筹资水平达到 150 元，

其中个人缴纳 30 元。

从实际筹资规模来看，数据显示，赤水市新型农村合作医疗 2011 年筹资 4729.58 万元，其中政府财政补贴约占 3/4，个人筹资约占 1/4，政府筹资占主导地位，发挥了新型农村合作医疗基金筹集的主渠道作用。自 2007 年以来，政府加大了财政补贴，筹资水平逐年上升。其中，中央财政补贴资金由 2007 年的 413 万元逐渐且快速上升到了 2011 年的 1251 万元（见表 8-1），较 2007 年增长了 202.90%，其占政府补贴资金总额比例则由 2007 年的 55.98% 上升到了 2011 年的 70.43%，一直保持较高水平。可见，中央财政在新型农村合作医疗基金中发挥了非常重要的作用，对推动新型农村合作医疗发展提供了强有力的资金支撑。中央财政补贴资金的大幅上升推动了赤水市新型农村合作医疗的快速发展。

表 8-1　赤水市新型农村合作医疗基金总额

年度	基金总额（万元）					
	基金总额	中央财政	省财政	市财政	个人筹资	上年结余
2007	1062.74	413	216.51	108.24	216.48	135.88
2008	2120.51	884	665.8	110.97	221.94	116.4
2009	3327.95	899	657	109.38	437.54	1108.6
2010	4534.10	1300	975.3	108.37	433.47	1541.01
2011	4729.58	1251	168.94	356.3	658.22	2046.81

四、赤水市新型农村合作医疗的补偿标准

自新型农村合作医疗实施以来，多次调整补偿政策，不断提高补偿标准，同时继续完善补偿政策，相继推出"大病统筹"、"二次补偿"等补偿措施。

2004 年该市按照农村居民报销的比例遵循"医院级别高，报销比例低；医院级别低，报销比例高"的原则，制定了起付线标准：镇级医院 100 元、县级医院 150 元、县级以上医院 200 元。患者医疗费用在 200 元以上，在县级、乡镇级医院分别报销 20%、30%；医疗费用在 5000 元以上，报销比例为县级以上 35%、县级 50%、乡镇级 65%。2005 年以前，住院报销封项线分别为乡镇级 2000 元、县级 3000 元、县级以上 3500 元。经过 2004 年的试行，农村居民两周病伤选择村卫生室就医率由 45.84% 增加至 56.21%（2005 年），选择乡镇卫生院就医率由 16.01% 增加至 40.95%（2005 年）；因大病选择到乡镇卫生院住院率由 28.91% 增加至 55.02%（2005 年），到县级医院就医率由 52.34% 降低到

36.93%（2005年），到县级以上医院住院率由18.75%降低到8.05%（2005年）；农妇住院分娩率较启动前上升了一倍。

2005年1月对补偿政策进行了调整和完善：①住院补偿的具体标准参考见表8-2。②农村居民个人缴纳的10元参合费，全部列入家庭账户。③特殊病人门诊治疗费用可参照住院报销。参合农村居民患大病放弃住院治疗产生的门诊医疗，数额较大，如晚期癌症、脑血管意外后遗症、甲亢、癫痫、体外碎石、骨折的康复、乙肝、结核等疾病，病人在镇（乡）以上定点医疗机构门诊产生的费用先由个人垫付后，两个月内凭专用处方、收费凭证、疾病证明和合医证到当地合医办提出申请，当地合医办审核后报市合医办批准，可按同等级别医院住院比例予以补偿。④重大疾病发生的大额医疗费用实行二次补偿。因患重大疾病在市级及以上医疗机构治疗发生的医疗费用，超过10000元的参合农村居民，凭疾病证明、收费凭证、医疗费用一日清单和合作医疗证到家庭所在地的合作医疗结算机构报销。超过10000元以上部分医疗费按30%的补偿标准，二次补偿封顶线仍为3500元。⑤住院分娩补助。为使农村居民充分享受到新型农村合作医疗的实惠，提高住院分娩率，降低孕产妇死亡率和婴儿死亡率，政府出台相关政策规定，赤水市推出参合农村居民住院平产免费接生制度：参加合作医疗的农村居民到乡镇级以上定点医疗机构住院分娩，顺产分娩完全免费，在规定项目范围内享受免费服务，由新型农村合作医疗管理办公室给定点医疗机构发放定额补助。如医院的服务超出免费服务项目内容，需事先征得产妇及其家属同意后，方可进行技术服务和按规定收费；如果是难产或剖腹产，产妇支付费用后再到合医办领取定额补助以及报销相关费用。在乡（镇）住院分娩顺产补助150元，难产补助300元，在县级医院住院分娩顺产补助200元，难产补助400元。2005年4月对这一政策进行了调整，住院分娩补助标准：①住院顺产分娩：在服务项目范围内，市级定点医疗机构定额补助250元，乡镇级定点医疗机构200元，统一由合医办补助给医疗机构，医疗机构不再收取项目范围内服务费。②因难产（剖腹产）不能正常分娩时，在定点医院住院难产分娩的，乡镇级医院定额补助300元，县（市）级医院定额补助400元。

表8-2 2005年调整后的住院报销比例

医疗机构	起付线（元）	封顶线（元）	报销比例（%）			
			1000元以下	1000~3000元	3001~5000元	5000元以上
县级以上	200	3500	25	30	35	40
县级	150	3500	40	45	50	55
乡镇级	100	3500	55	60	65	

2006 年 4 月赤水市根据中央的相关政策，在各级财政加大投入力度的情况下，部分调整了补偿政策。①提高补偿封顶线。封顶线由原来的 3500 元提高到 5000 元，仍实行二次补偿，两次补偿封顶由 7000 元提高到 10000 元，年"大病"医疗总费用达到 12500 元的患者即可申请二次补偿，即二次补偿的起付线由原来的 10000 元提高到 12500 元。②提高住院平产接生补助标准。参合农村居民住院平产仍实行持卡免费接生制度，享受卡内规定"服务内容"的免费优惠。但对提供服务的乡镇级卫生院的补助由原来的每例 200 元提高到 300 元，市（县）级医院的补助由原来的每例 250 元提高到 350 元。③提高异常分娩补助标准。在乡镇卫生院因难产（剖腹产）定额补助由原来的 300 元提高到 400 元，与市（县）级医院同一标准。④规范住院分娩报账资料的管理。顺产分娩补偿由同级合医办补助给医疗机构，医疗机构不再收取项目范围内的服务费；难产分娩仍由产妇垫付接生费，按原规定到合医办领取定额补助费；各乡镇合医办和市级医院将住院分娩补偿材料专档装订，每季末报市合医办审核列支。

2009 年赤水市调整了实施方案，①将农村居民每人每年缴纳的 20 元参合费全部划入家庭个人账户，主要用于门诊就医的自由支配或住院补偿后的自付费用的支付。②对于大病统筹，不同医疗机构实行不同的起付线，乡镇卫生院为 100 元，县市级为 200 元，市级以上为 500 元，住院基金的封顶线为 30000 元，乡镇级的报销比例为 70%，县市级为 55%，市级以上为 40%（见表 8 - 3）。③建立健全重大疾病二次补偿制度（见表 8 - 4）。对因患重大疾病住院报销后自付费用超过 10000 元以上（含 10000 元）的参合农村居民实施二次补偿。④住院分娩，对顺产分娩的，乡镇卫生院每例 500 元补助，市县级按 550 元补助，剖腹产的，市县级和乡镇级均按 600 元补助。⑤慢性病补偿。慢性病包括心脏病并发心功能不全、晚期癌症、脑血管意外后遗症（脑出血、脑血栓及脑梗塞恢复期）、慢性活动性肝炎、肺结核、癫痫、甲亢、失代偿期肝硬化、饮食控制无效糖尿病、帕金森氏病、系统性红斑狼疮等病种。慢性病门诊就诊发生的基本医疗费和药品费比照同级医院住院比例进行报销。⑥大额门诊补偿。大额门诊包括恶性肿瘤放化疗、慢性肾功能不全透析治疗、再生障碍性贫血、白血病、血友病、精神病、体外碎石、骨折的康复、器官移植抗排异治疗等特殊病种，其大额门诊治疗费用比照同级医院住院补偿执行。

表 8 - 3　2009 年各级医院起付线、封顶线及补助比例

项目	乡镇级	县（市）级	市级以上
起付线（元）	100	200	500
补偿比例（%）	70	55	40
封顶线（元）	—	30000	—

表8-4　二次补偿的规定

个人承担医疗费用	补偿比例（%）	计算公式	封顶线
10000～20000元	30	（自付费用-10000）×30%	
20001～30000元	40	（自付费用-20000）×40%+3000	50000元
30001～50000元	50	（自付费用-30000）×50%+7000	
50001元以上	60	（自付费用-50000）×60%+17000	

五、赤水市新型农村合作医疗的补偿资金支出情况

数据显示，2007～2009年住院治疗人数逐年增加，同时补偿费用及时到位。实际住院补偿比例由2007年的40.22%逐渐提高了2011年的60.95%（见表8-5）。这可以看出政府对住院补偿费用的住院补偿方案的合理性与报销费用的落实做了切实可行的调整，使农村居民的受益水平不断提高。

表8-5　新型农村合作医疗参合农村居民住院补偿情况

年份	参合农村居民住院数（人次）	住院总费用（万元）	住院补偿费用（万元）	住院费用报销比例（%）
2007	11582	2276.24	915.60	40.22
2008	11772	2730.94	1065.70	39.02
2009	13755	3776.35	1584.53	41.96
2010	4784	1302.50	751.55	57.70
2011	6611	2288.64	1394.92	60.95

六、赤水市新型农村合作医疗制度运行中存在的问题

新型农村合作医疗在赤水市的全面实施，提高了参合农村居民的就医能力，缓解了农村居民的疾病经济负担。同时推动了农村卫生事业的发展。但在具体的实施过程中仍存在一系列问题。

制度自身问题。新型农村合作医疗采取的是社区健康保险模式，这一模式秉承"集体分担、互助共济、自愿参加"的原则。但是由于农村居民的文化水平较低，自身保险意识不强，缺乏对自身健康的风险认识，认为自身身体健康状况良好无须参加医疗保障制度，这既是所谓的逆向选择现象，同时还有部分农村居民常年外出务工，故而不愿意参加新型农村合作医疗，同时新型农村合作医疗是以保大病为主，这导致预防保健功能不能体现，这就不利于大病、慢性病早期防

治工作的开展。

医疗机构方面。村卫生室在数量上是与参合情况相匹配的，但在基础设施较差、专业技术人员匮乏、服务水平相对滞后的条件下，村卫生室难以满足农村居民多层次的看病就医需求，这就降低了农村居民就医的积极性以及医疗服务的可及性。

部分医疗机构出于经济利益的考虑，使自身利益实现最大化，采取了一些违规的应对新型农村合作医疗政策的对策，例如定点医疗机构药价虚高，导致了实际补偿作用部分被抵消。同时部分医疗机构存在着不规范的医疗行为，影响到合作医疗资金的有效使用。同时也导致农村居民认为新型农村合作医疗的最大受益者是医疗卫生服务的提供机构。这便影响了农村居民的参合积极性，出现了道德损害。

由于经济效益以及资金有限，乡镇卫生院的医疗技术和设备长期处于落后状态。与此同时低水平的薪资报酬影响乡镇卫生院工作人员的稳定性，不利于卫生人才的长期发展和培养。导致医疗卫生机构人员的业务水平普遍不够高，影响了医疗服务水平，医疗服务的质量，这主要体现在诊疗水平和急诊处理能力上。

当地政府执行中存在的问题。新型农村合作医疗基金的管理存在漏洞。赤水市在 10 年的实施过程中出现过基金被挪用的情况，这种情况的产生是由于基金管理没有形成完善的体系、没有健全的机制，这也是全国各地新型农村合作医疗面临的共同问题。

新型农村合作医疗工作的开展与实施在各乡镇均是由某个别乡镇干部兼职完成，同时各乡镇为了完成上级任务，把新型农村合作医疗工作纳入对村级的年度考核，村干部工作压力较大。管理部门工作人员的文化水平和业务素质不高，再加上无经费投入，严重影响他们开展工作的主动性和积极性。这是新型农村合作医疗在乡镇开展中遇到的人力资源匮乏问题。会给新型农村合作医疗更加有效地开展带来阻力。

宣传深度广度不够。调查中发现农村居民了解新型农村合作医疗的主要途径是村干部的动员，次之是新型农村合作医疗部门印发的宣传资料。但农村居民的文化水平还停留在一个较低的层次上，对政策的正确解读还存在一定困难。而其他途径例如医疗机构自己的宣传就少之又少，使农村居民的信息渠道极为不畅通，导致农村居民对新型农村合作医疗不了解，从而影响他们的就医积极性。

七、完善新型农村合作医疗制度的对策建议

切实做好宣传工作，稳抓工作重点。截止到 2011 年，贵州省赤水市参合率已经稳定在一个较高的水平，宣传工作已经不再是重点。在切实做好农村居民的

宣传和引导工作的情况下，应该将工作重点转移到对制度本身的完善上，包括定点医疗机构的管理以及村卫生室基础设施建设、人员配置、技术与服务水平的提高等各方面。

加快解决人力资源短缺问题，合理培养人才。新型农村合作医疗作为针对农村居民的医疗保障制度，将是未来保障农村居民看病就医且长期实施的医疗保障制度。今后还将面临信息化建设问题。因而人员的匹配、业务水平的提高，将是新型农村合作医疗可持续发展不可回避的人力资源问题。因此应制定合理的薪资报酬激励且稳定乡镇卫生院工作人员，加强新型农村合作医疗相关部门人员的业务水平培训。

进一步提高补偿标准，增强新型农村合作医疗的保障力度。随着参合费用逐年增加，部分农村居民的参合积极性已经开始下降。而补偿方案却没有达到农村居民预期，因此农村居民对新型农村合作医疗的信心也受到打击。适时调整补偿方案、提高补偿标准对于维持新型农村合作医疗的可持续发展是必不可少的。

完善农村医疗卫生服务体系。要进一步完善农村卫生服务网，加强基础设施建设。要依法加强对农村卫生机构、从业人员和卫生技术等服务要素的准入管理。要加强医疗服务质量监管，重点加强对农村医疗卫生机构基础设施条件、医疗操作规程、医疗服务价格、合理用药情况和一次性医疗用品、医疗器械消毒情况的监督检查，规范农村医疗服务行为，保证农村居民就医安全。

加快信息系统建设，简化报销方式。目前赤水市已经进入了新型农村合作医疗信息系统的建设阶段，先推出的是"以卡代证"制度。这一措施标志着新型农村合作医疗信息系统建设工作的正式实施。信息系统的推出，是为了方便农村居民缴纳参合费用，同时也是简化报销程序的一种方式。所以加快信息系统的建设，能使农村居民增强对新型农村合作医疗的信心。

新型农村合作医疗是我国多层次医疗保障体系建设的一部分。对于保障农村居民健康、降低农村居民医疗负担、提升农村人力资源水平都将起到非常重要的作用。做好新型农村合作医疗，能够保障农村劳动力的提供，使农村经济健康发展，保持农村稳定。新型农村合作医疗的稳定发展，为我国建立全民医保和城乡医保一体化都将奠定坚实的基础。

第二节　湖南省宜章县新型农村合作医疗实施情况调查报告

宜章县位于郴州市南端，是革命老区县、省级贫困县、山区农业县，全县总面积 2134.8 平方公里，辖 27 个乡镇、347 个行政村。2006 年全县生产总值 54.77 亿元，农村居民人均纯收入 2801 元。2009 年全县生产总值达 72.2 亿元，增长 16%，财政总收入达 5.3 亿元，增长 26.15%。

宜章县从 2007 年开始全面启动新型农村合作医疗制度，试点以来，宜章县制定了一系列政策文件，对新型农村合作医疗的具体实施提出了明确的要求，经过几年的运行，这项制度的实施对当地居民的医疗保障和医疗行为都产生了明显的影响，收到了明显的政策效果。

一、宜章县新型农村合作医疗参合情况

宜章县试点新型农村合作医疗以来，参合率不断提高。2007 年全县参合农村居民 368046 人，参合率为 90.04%。2008 年全县参合农村居民 398704 人，参合率达 88.25%。2009 年参合农村居民 418015 人，参合率 92.4%。2010 年，参合农村居民进一步增加到 462693 人，参合率达 99.01%。2011 年全县参合农村居民为 483019 人，参合率提高到 99.9%（见图 8-2）。

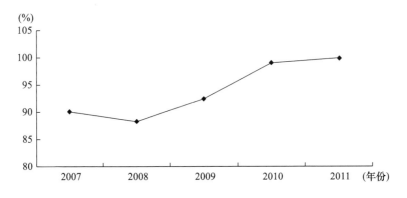

图 8-2　2007～2011 年宜章县新型农村合作医疗参合率

二、宜章县新型农村合作医疗筹资情况

调查数据显示，实施新型农村合作医疗 6 年来，筹资水平不断提高。2007 年新型农村合作医疗人均筹资水平为 50 元，中央财政通过专项转移支付给参加合作医疗的农村居民每人每年共资助 20 元，省、市、县财政对参加合作医疗的农村居民每人每年资助 20 元，其中，县财政的补助资金按每人每年 3 元的标准列入年度预算，农村居民个人缴费标准为每人每年 10 元。2008 年新型农村合作医疗人均筹资水平提高到 80 元，各级财政对参合农村居民的补助标准从 40 元提高

到 70 元，其中，中央财政提高到每人每年 40 元，地方财政提高到每人每年 30 元，个人缴纳的标准依然维持 10 元。2009 年新型农村合作医疗人均筹资水平进一步提高到 100 元，各级财政补助标准提高到每人每年 80 元，农村居民个人缴费标准由每人每年 10 元提高到 20 元。2010 年新型农村合作医疗人均筹资水平达到 140 元，各级财政对参合农村居民的补助资金标准为每人每年 120 元，个人缴费标准为 20 元。2011 年新型农村合作医疗人均筹资水平由 140 元提高到 230 元，各级财政对参合农村居民的补助资金标准由每人每年 120 元提高到 200 元，个人缴费标准由每人每年 20 元提高到 30 元（见表 8－6）。2016 年，新型农村合作医疗农村居民个人缴费标准在 2015 年的基础上提高 30 元，为每人每年 120 元。

表 8－6　宜章县新型农村合作医疗筹资情况

年份	人均筹资（元）	各级财政补助（元）	中央财政补助（元）	地方财政补助（元）	个人缴费（元）
2007	50	40	20	20	10
2008	80	70	40	30	10
2009	100	80	—	—	20
2010	140	120	—	—	20
2011	230	200	—	—	30

　　从实际筹资规模来看，数据显示，宜章县筹资规模在逐年扩大。2007 年新型农村合作医疗基金总额为 1840.23 万元，实际筹集资金 1726.2698 万元，其中农村居民自缴 363.382 万元，部门解决重度残疾人、五保户个人参合资金 4.664 万元，县财政配套资金 110.4138 万元，市财政配套资金 148 万元，省财政配套资金 478.46 万元，中央财政配套资金 615.35 万元。2008 年新型农村合作医疗基金总额为 3189.632 万元，实际筹集资金 3188.254 万元，其中农村居民自缴资金 389.925 万元，县财政资助特殊人群参合资金 8.149 万元，县财政配套资金 180 万元，市财政配套资金 239.23 万元，省财政配套 777.48 万元，中央财政补助 1592.84 万元。2011 年新型农村合作医疗基金总额为 10739.16 万元，其中，中央财政配套资金 5042.7 万元，省级财政配套资金 2792.2 万元，市级财政配套资金 334.41 万元，县级配套资金 1169.09 万元，农村居民自缴资金 1373.38 万元，计生、残联、民政资助计生优待对象和重度残疾人、五保户、重点优抚对象等弱势群体个人参合资金 27.37 万元（见表 8－7）。

　　从筹资结构来看，中央财政补助占筹资总额比重最大，2008 年为 50%，2011 年为 47%。次之是省级财政补助，占比维持在 25% 左右。农村居民个人缴费所占比重从 2007 年的超过 20% 下降到 2011 年的 12.8%。

表8-7 宜章县新型农村合作医疗筹资规模

筹资主体	2007 年	2008 年	2011 年
基金总额（万元）	1840.23	3189.63	10739.16
实际筹集（万元）	1726.27	3188.25	—
农村居民自缴（万元）	363.38	389.93	1373.38
特殊人群资助（万元）	4.66	8.15	27.37
县财政（万元）	110.41	180.00	1169.09
市财政（万元）	148.00	239.23	334.41
省财政（万元）	478.46	777.48	2792.20
中央财政（万元）	615.35	1592.84	5042.70

三、宜章县新型农村合作医疗补偿情况

宜章县 2007 年相关政策规定，医疗费用补助限于按规定报销部分住院费用和规定的特殊病种患者的门诊费用、住院费用。

（1）住院费用报销。参合对象住院医疗费用的补助按不同级别医院进行补偿：省级医院的起付线为 2000 元，补助比例为 30%；市级医院的起付线为 1000 元，补助比例为 30%；县级医院的起付线为 400 元，补助比例为 45%；县第二人民医院和县第三人民医院的起付线为 200 元，补助比例为 50%；其他乡镇（中心）卫生院的起付线为 100 元，补助比例为 60%[①]；民营医院的起付线为 400 元，补助比例为 50%。发生在起付线以内（含起付线）的住院医疗费用，不在补助范围之内。对大额医疗费用实行封顶，补助累计最高限额为每人每年 10000 元。住院分娩顺产，每人限额补助 150 元，所产新生儿不参与补助范围。对同一疾病连续逐级转诊的病人，起付线按最高级别的医院扣除，所发生的医药费用分别按不同级别医院的补助比例给予补助。对反复多次住院的病人，起付线每次均要扣除，全年累计医疗费用补助不超过 10000 元。出县务工或走亲访友过程中，急诊需住院的参合对象，必须在 2 天内向县合管办申报详细家庭住址、户主姓名、性别、年龄、住院医疗机构、电话联系方式，经核实批准，同意在外地正规医院住院治疗的，出院时凭规定手续和住院病历复印件、住院发票及明细清单到所在乡镇办理审查补偿手续，起付线为 1000 元，补助比例为 30%。

（2）特殊病费用报销。对患有特殊病种患者的门诊和住院补助。特殊病种是指：第一类：包括糖尿病（有心、肾、眼神经并发症之一者）、高血压三期

---

① 县妇幼保健院、县卫校附属医院的起付线和费用补助比例按乡镇（中心）卫生院的标准执行。

（有心、脑、肾并发症之一者）、癫痫、甲亢、慢性支气管炎5种。第二类：包括恶性肿瘤、尿毒症、肺心病（出现右心衰竭）、风心病（心功能三级）、系统性红斑狼疮、再生障碍性贫血、浸润型肺结核、慢性血小板减少性紫癜、肝硬化、血栓闭塞性脉管炎、精神分裂征、肾病综合征、帕金氏综合征、柯兴氏综合征、重症肌无力15种。特殊病种患者可以住院治疗，也可采取门诊治疗。如采取住院治疗，补助方法同一般疾病的补助办法；如采取门诊治疗，实行备案报账制，即由患者本人或者亲属携带合作医疗证、有效身份证和县级以上定点医疗机构出具的疾病诊断证明，先到本乡镇合管站申请，报县合管办备案，由县合管办根据患者的要求指定医疗机构后，再进行治疗。治疗结束或治疗到本年结束，凭门诊医药费发票与清单或购药发票与清单到乡镇合管站参照住院报销方法及比例报账，每年最高补助限额第一类为2000元，第二类为3000元。既采取住院治疗又采取门诊治疗的，其住院医药费和门诊医药费每年合计补助最高限额第一类为2000元，第二类为3000元。

2008年1月宜章县对新型农村合作医疗补偿政策进行了调整，并制定实施《宜章县新型农村合作医疗管理办法（2008年度修订）》和《宜章县新型农村合作医疗管理办法实施细则（2008年度修订）》，对新型农村合作医疗的报销做出了明确规定。医疗费用补助暂限于按规定报销部分住院费用[1]和规定的特殊病种患者、狂犬疫苗、甲肝疫苗、聚焦超声治疗的门诊费用，即补偿对象包括在定点医疗机构及经批准同意的非定点医院的住院患者、经县合管办审批同意的特殊病种患者、在县内定点医疗机构接种狂犬疫苗、甲肝疫苗及在妇女疾病普查普治过程中进行聚焦超声门诊治疗的患者。具体的补偿政策如下：

（1）住院补助。病人住院医疗费用按不同级别定点医院的起付线和报销比例进行补助，部分病种实行单病种限额补助[2]。不同级别定点医院的起付线和补助比例分别为：省级医院的起付线为1000元，补助比例为35%；市级医院的起付线为1000元，补助比例为35%；县级医院的起付线为300元，补助比例为45%；梅田中心卫生院、岩泉中心卫生院的起付线为180元，补助比例为50%；其他乡镇（中心）卫生院的起付线为80元，补助比例为60%；民营医院的起付线为230元，补助比例为50%；在非定点医院住院的参合对象，起付线为2000元，补助比例为20%。住院平产分娩每人次限额补助300元，符合剖宫产指征的剖宫产每人次限额补助800元，所产新生儿不列入补助范围。阑尾炎病人实施阑尾切除术，每人次限额补助800元。疝气病人实施疝气修补术，每人次限额补助600元。对大额医疗费用实行封顶，补助累计最高限额为每人每年20000元。对

---

① 县妇幼保健院和县卫校附属医院的起付线和报销比例按此标准执行。
② 限额补助金额计入个人封顶线。

同一疾病连续转诊（转出时间与转入时间间隔不超过 2 日）的病人，起付线按所住院医院的起付线依次扣除，累计扣除的起付线等于所住院医院中的最高起付线，所发生的医药总费用分别按不同医院的补助比例依次给予补助。对年内反复多次住院的病人，起付线每次均要扣除，全年累计医疗费用补助不超过 20000元。对连续参合对象，符合下列条件之一的，除按本年度的补助政策给予补助外，另给予二次补助，计入本年个人封顶线：①本年度单次住院医药总费用在10000（含 10000）~20000 元的参合农村居民，按住院医药费总金额的 5% 给予二次补助。②本年单次住院医药总费用在 20001~40000 元的参合农村居民，按住院医药费总金额的 10% 给予二次补助。③本年单次住院医药总费用在 40001 元以上的参合农村居民，按住院医药费总金额的 15% 给予二次补助。

（2）在县内定点医疗机构接种狂犬疫苗、甲肝疫苗及在妇女疾病普查普治过程中进行聚焦超声门诊治疗的患者的补偿。在县疾病预防控制中心和各乡镇公卫办接种甲肝疫苗的，按每人每份 20 元予以限额补助；全程接种狂犬疫苗的，按每人次 60 元予以限额补助；在妇女疾病普查普治过程中进行聚焦超声门诊治疗的，按每人每年 50 元予以限额补助。

（3）对患有特殊病种患者的门诊和住院补助。特殊病种包括三类。第一类：糖尿病（有心、肾、眼神经并发症之一者）、高血压三期（有心、脑、肾并发症之一者）、慢性支气管炎、浸润型肺结核。第二类：癫痫、甲亢、慢性血小板减少性紫癜、精神分裂症、帕金森氏综合征、柯兴氏综合征、中风后遗症、肾病综合征、肝硬化、血栓闭塞性脉管炎、肺心病（出现右心衰竭）、风心病（心功能三级）。第三类：系统性红斑狼疮、重症肌无力、恶性肿瘤、尿毒症、再生障碍性贫血。特殊病种患者可以住院治疗，也可以门诊治疗。如采取住院治疗，补助方法同一般疾病的补助办法；如采取门诊治疗，按可报费用的 60% 报销（不扣起付线），每年最高补助限额第一类为 800 元，第二类为 1500 元，第三类为 2000元，该补助金额不计入本年个人封顶线。

2008 年 6 月对新型农村合作医疗补偿政策进行了再次调整①：

（1）调整起付线和报销比例。省级定点医院的起付线从 1000 元调整到 800元，补助比例从 35% 调整为 45%；市级定点医疗机构的起付线从 1000 元调整到600 元，补助比例从 35% 调整到 45%；县级定点医疗机构的起付线为 300 元，补偿比例从 45% 调整到 55%；岩泉中心卫生院、梅田中心卫生院的起付线从 180元调整为 100 元，补助比例从 50% 调整为 60%；其他乡镇（中心）卫生院的起付线为 80 元，补助比例从 60% 调整为 70%；县内民营医院的起付线从 230 元调

---

① 该标准从 2008 年 1 月开始执行，1~6 月发生的医疗费用且领取补助金额小于本标准的参合者实行追补，但是发生的普通门诊医药费不予追补。

整到 150 元，补助比例从 50% 调整到 55%；非定点医疗机构的起付线从 2000 元调整到 1500 元，补助比例从 20% 调整到 30%（见表 8－8）。

表 8－8　2008 年新型农村合作医疗补偿政策调整前后基本情况

医院级别	起付线		报销比例		封顶线	
	调整前（元）	调整后（元）	调整前（%）	调整后（%）	调整前	调整后
省级定点医院	1000	800	35	45	每人每年度累计医疗费用补助最高限额20000元	每人每年度累计医疗费用补助最高限额30000元
市级定点医院	1000	600	35	45		
县级定点医院	300	300	45	55		
岩泉、梅田中心卫生院	180	100	50	60		
乡镇中心卫生院	80	80	60	70		
国泰医院	230	150	50	55		
非定点医院	2000	1500	20	30		

（2）提高补助封顶线。每人每年累计医疗费用补助最高限额从 20000 元提高到 30000 元。

（3）实行单病种限额收费和定额补助制度。对县内定点医疗机构平产分娩、剖宫产等 12 种单病种实行限额收费制度，根据医院级别制定限额收费标准。住院平产分娩、剖宫产、阑尾炎切除术、疝气修补术由限额补助调整为定额补助，增加胆囊切除手术、子宫肌瘤摘除术、甲状腺肿瘤切除术、宫外孕手术、卵巢囊肿摘除术、白内障摘除人工晶体植入术 6 个单病种实行定额补助（见表 8－9）。

表 8－9　2008 年宜章县新型农村合作医疗单病种限额收费和定额补助标准

疾病名称	限额收费标准		现补助标准	原补助标准
	县级医院（元）	乡镇级医院（元）		
正常分娩	800	600	每人次定额补助 200 元	每人次限额补助 300 元
剖宫产	2100	1700	每人次定额补助 400 元	每人次限额补助 800 元
单纯性阑尾炎切除术	1700	1400	每人次定额补助 800 元	每人次限额补助 800 元
化脓性阑尾炎切除术	2100	1800	每人次定额补助 1000 元	每人次限额补助 800 元
单侧疝气修补术	1750	1400	每人次定额补助 600 元	每人次限额补助 600 元
双侧疝气修补术	2350	1900	每人次定额补助 800 元	每人次限额补助 600 元
胆囊切除术	3100	2600	每人次定额补助 1500 元	按住院标准补助
子宫肌瘤摘除术	1950	1600	每人次定额补助 1000 元	按住院标准补助

续表

疾病名称	限额收费标准		现补助标准	原补助标准
	县级医院（元）	乡镇级医院（元）		
甲状腺肿瘤切除术	1850	1500	每人次定额补助800元	按住院标准补助
宫外孕手术	2000	1600	每人次定额补助1000元	按住院标准补助
卵巢囊肿摘除术	2000	1600	每人次定额补助1000元	按住院标准补助
白内障摘除人工晶体植入术	2150	1800	每人次定额补助1000元	按住院标准补助

注：现标准中，在省、市级定点医院或非定点医院住院的参合农村居民，也按此补助标准执行。

（4）调整特殊病种补助政策。特殊病种患者由指定的定点医疗机构进行治疗或购药，调整为到指定的医疗机构治疗或购药。特殊病种浸润性肺结核由按第一类管理调整为按第二类管理。增加尿毒症肾移植术后为第三类管理特殊病种，第三类特殊病种门诊每年最高补助限额由2000元提高到5000元。

2009年1月宜章县对新型农村合作医疗补偿政策进行了再次调整：

（1）调整医疗机构报销的级别。将原来按行政级别确定定点医疗机构的起付线和报销比例，调整为按医疗机构级别确定起付线和报销比例。原乡镇级定点医疗机构为一级定点医疗机构，岩泉和梅田中心卫生院为乡镇二级定点医疗机构，宜章县人民医院和中医院为县内二级定点医疗机构，市级定点医疗机构分为市内县外二级定点医疗机构和市三级定点医疗机构，省级定点医疗机构为市外定点医疗机构。

（2）调整补助标准。一级定点医疗机构的起付线为80元，补助比例为70%；乡镇二级定点医疗机构的起付线为100元，补助比例为60%；县人民医院的起付线为300元，补助比例为55%；中医院的起付线为300元，补助比例为60%；县内定点民营医疗机构的起付线为150元，补助比例为55%；市内县外二级定点医疗机构的起付线为600元，补助比例为45%；市三级定点医疗机构的起付线为700元，补助比例为45%；市外定点医疗机构的起付线为800元，补助比例为45%；非定点医疗机构的起付线为1500元，补助比例为30%（见表8-10）。

表8-10 不同级别医疗机构补偿标准

医疗机构	起付线（元）	补助比例（%）
一级定点医疗机构	80	70
乡镇二级定点医疗机构	100	60
县人民医院	300	55

续表

医疗机构	起付线（元）	补助比例（%）
县中医院	300	60
县民营医院	150	55
市内县外二级定点医疗机构	600	45
市三级定点医疗机构	700	45
市外定点医疗机构	800	45
非定点医院	1500	30

2009 年 4 月对住院分娩补助政策进行了调整[①]：

（1）调整限额收费标准。农村孕产妇住院分娩定点医疗机构实行分娩平产、剖宫产限额付费包干制，农村孕产妇住院分娩县级定点医疗机构单胎平产限价850 元，剖宫产限价 2500 元，双胎平产、剖宫产限价均增加 150 元。乡镇卫生院、中心卫生院单胎平产限价 600 元，中心卫生院剖宫产限价 2000 元，双胎平产、剖宫产均增加 150 元。

（2）调整补助标准。参合孕产妇在乡镇卫生院、中心卫生院住院分娩的，平产每例定额补助 300 元，符合指征的剖宫产每例定额补助 600 元；在省、市、县级农村孕产妇住院分娩定点医疗机构住院分娩的，平产每例补助 550 元，符合指征的剖宫产每例定额补助 700 元；医药费未达到补助标准的，据实给予补助。在非农村孕产妇住院分娩定点医疗机构住院分娩的，平产每例定额补助 200 元，符合指征的剖宫产每例定额补助 400 元（见表 8 - 11）。在不具备资质的医疗机构住院分娩发生的医疗费，不予补助。

表 8-11　农村孕产妇定点住院分娩补助政策调整标准

项目	限额收费标准（元）		补助标准（元）			
	农村孕产妇定点		农村孕产妇定点		非农村孕产妇定点	
	县级定点医院	乡镇卫生院、中心卫生院	省、市、县级定点医院	乡镇卫生院、中心卫生院	省、市、县级医院	乡镇卫生院、中心卫生院
平产	850	600	550	300	200	200
剖宫产	2500	2000	700	600	400	400
双胞胎平产	1000	750				
双胞胎剖宫产	2650	2150				

① 定点医疗机构分为乡镇一级（乡镇卫生院、中心卫生院）、乡镇二级医疗机构（岩泉中心卫生院、梅田中心卫生院、县妇幼保健院）、县级医疗机构（人民医院、中医院）。

2010年1月对新型农村合作医疗补偿政策进行了调整：

（1）调整起付线。将乡镇一级定点医疗机构分为乡镇卫生院和中心卫生院两个级别，都从80元调整到200元。乡镇二级定点医疗机构（岩泉中心卫生院、梅田中心卫生院、县妇幼保健院）的住院起付线从100元调整到300元。县内民营定点医疗机构的住院起付线从150元调整到350元。县内二级定点医疗机构（县人民医院、县中医院）的住院起付线从300元提高到400元。市内县外二级定点医疗机构的住院起付线维持600元不变。市三级定点医疗机构的住院起付线为700元不变。市外定点医疗机构的住院起付线维持800元不变。非定点医疗机构的住院起付线维持1500元不变（见表8－12）。

表8－12　2010年1月新型农村合作医疗补偿政策

医疗机构	起付线（元）		报销比例（%）	
	调整前	调整后	调整前	调整后
乡镇卫生院、中心卫生院	80	200	70	80
乡镇二级定点医疗机构	100	300	60	65
县内民营定点医疗机构	150	350	55	60
县中医院	300	400	60	65
县二级定点医疗机构	300	400	55	60
市内县外二级定点医疗机构	600	600	45	45
市三级定点医疗机构	700	700	45	45
市外定点医疗机构	800	800	45	45
非定点医疗机构	1500	1500	30	35

（2）提高报销比例。乡镇一级定点医疗机构的住院报销比例从70%提高到80%。乡镇二级定点医疗机构的住院报销比例由60%提高到65%，县人民医院的住院报销比例从55%提高到60%，县中医院的住院报销比例从60%提高到65%，县内民营定点医疗机构的住院报销比例从55%提高到60%，市内县外二级、市三级、市外定点医疗机构的住院报销比例维持45%不变。非定点医疗机构的住院报销比例从30%提高到35%。

（3）提高住院封顶线。参合农村居民住院每人每年最高补助限额从30000元提高到60000元。

（4）扩大特殊门诊报销范围。将小儿脑瘫列入第三类特殊门诊病种。

（5）建立基金透支风险共担制度。县合管办在每月下拨定点医疗机构的新型农村合作医疗补助资金，按定点医疗机构当月住院补助金额的5%预留风险金，一旦新型农村合作医疗基金出现透支，透支金额先用风险基金弥补，如风险基金不足以弥补，不足部分由各定点医疗机构按本单位全年住院补助金额所占县内定点医疗机构全年住院补助总额的比例承担。年终结算预留风险金，多退少补。

2010 年 6 月对新型农村合作医疗补偿政策进行了调整：

（1）调整起付线。将乡镇一级定点医疗机构分为乡镇卫生院和中心卫生院两个级别，乡镇卫生院的住院起付线从 200 元调整到 120 元，中心卫生院的住院起付线从 200 元调整到 150 元。乡镇二级定点医疗机构的住院起付线从 300 元调整到 200 元。县内民营定点医疗机构的住院起付线从 350 元调整到 300 元。县内二级定点医疗机构（县人民医院、县中医院）的住院起付线维持 400 元不变。市内县外二级定点医疗机构的住院起付线维持 600 元不变。市三级定点医疗机构的住院起付线为 700 元不变。市外定点医疗机构的住院起付线维持 800 元不变。非定点医疗机构的住院起付线维持 1500 元不变（见表 8－13）。

（2）提高报销比例。乡镇一级定点医疗机构的住院报销比例维持 80% 不变。乡镇二级定点医疗机构的住院报销比例由 65% 提高到 70%，县人民医院的住院报销比例从 60% 提高到 65%，县中医院的住院报销比例从 65% 提高到 70%，县内民营定点医疗机构的住院报销比例从 60% 提高到 65%，市内县外二级、市三级、市外定点医疗机构的住院报销比例从 45% 提高到 50%。非定点医疗机构的住院报销比例从 35% 提高到 40%（见表 8－13）。

（3）适当扩大报销范围。增加血行播散型肺结核为第二类特殊门诊病种。

表 8－13 2010 年 6 月新型农村合作医疗补偿政策调整标准

医疗机构	起付线（元）		报销比例（%）	
	调整前	调整后	调整前	调整后
乡镇卫生院	200	120	80	80
乡镇中心卫生院	200	150	80	80
乡镇二级定点医疗机构	300	200	65	70
县内民营定点医疗机构	350	300	60	65
中医院	400	400	65	70
县内二级定点医疗机构	400	400	65	70
市内县外二级定点医疗机构	600	600	45	50
市三级定点医疗机构	700	700	45	50
市外定点医疗机构	800	800	45	50
非定点医疗机构	1500	1500	35	40

2011 年调整完善了新型农村合作医疗补助政策。

（1）降低起付线。乡镇卫生院的住院起付线由 120 元降低到 100 元，县中医院的起付线由 400 元降低到 300 元，非定点医疗机构的住院起付线由 1500 元降低到 1000 元（见表 8－14）。

（2）提高补助标准。乡镇一级、乡镇二级定点医院、县人民医院、县中医院、县内民营定点医院、市内县外二级定点医院、市三级定点医院、市外定点医院和非定点医院的住院报销比例均提高了 5～10 个百分点，并适当扩大了可报销范围，提高部分单病种定额补助标准。

（3）提高了封顶线。参合农村居民住院补助封顶线由每人每年 60000 元提高到 80000 元，普通门诊人均封顶线由每年 15 元提高到 20 元。

（4）加大重大疾病保障力度。对农村参合五保户，在县乡两级定点医疗机构住院的基本医疗费实行全免，其中新型农村合作医疗按 75% 的比例（不设起付线）补助，农村医疗救助资金按 25% 的比例补助。对连续参合、单次住院医疗费用在 20000～40000 元的参合农村居民，二次补助比例由 10% 提高到 15%，40000 元以上的，由 15% 提高到 25%。对先天性室间隔缺损、房间隔缺损和动脉导管未闭三个病种的先天性心脏病患儿的手术治疗费用由新型农村合作医疗全额承担。对农村参合儿童患急性淋巴细胞白血病、急性早幼粒细胞白血病两个病种的临床规范化治疗实行单病种费用定额包干，新型农村合作医疗补助医疗费用的 70%。

表 8－14　2011 年调整新型农村合作医疗补助标准

医疗机构	起付线（元）		报销比例（%）	
	调整前	调整后	调整前	调整后
乡镇卫生院	120	100	80	85
乡镇中心卫生院	150	150	80	85
乡镇二级定点医疗机构	200	200	70	80
县内民营定点医疗机构	300	300	65	70
县中医院	400	300	70	75
县内二级定点医疗机构	400	400	65	70
市内县外二级定点医疗机构	600	600	50	60
市三级定点医疗机构	700	700	50	55
市外定点医疗机构	800	800	50	55
非定点医疗机构	1500	1000	40	45

四、宜章县新型农村合作医疗补偿受益情况

通过多次对新型农村合作医疗补偿标准进行调整，参合农村居民的受益水平不断提高。2007 年全年共有 25983 人领取合作医疗补助，支付补助金 1359.4 万元，基金使用率为 78.87%，受益面为 7%，人均补偿为 625.5 元，补偿率为 30.5%，达到 1 万元封顶线的有 16 人。

2008 年前三季度，全县共有 54967 人次领取新型农村合作医疗补助，受益面为 13.8%，比 2007 年同期提高 9.2 个百分点；共支付补助金 2100.72 万元，基金使用率为 65.9%，其中住院补助 23310 人次，补助金额为 1942.9 万元，人均补偿为 833.5 元，比 2007 年同期提高 237.2 元；补偿率为 40.2%，比 2007 年同期提高 10 个百分点；补助金额 1 万~2 万元的有 79 人，2 万~3 万元的有 18 人（达封顶线 4 人）。

截止到 2011 年 8 月，全县共有 100653 人次领取新型农村合作医疗补助，受益面为 21.55%；共支付补助金 5903.46 万元，基金使用率为 54.97%，其中住院基金补助 5505.76 万元，人均住院补偿 1278 元，比 2010 年同期的 985 元提高 293 元；统筹区域住院补偿率为 70%，基金效益进一步提高，参合农村居民得到了更多实惠。①

第三节　重庆市荣昌县合作医疗实施情况调查报告

荣昌县位于重庆市西部，地处四川、重庆两地接壤处，下辖 18 个乡镇、92 个村委会。2009 年实现地区生产总值 1299825 万元，比 2008 年增长 17.8%。按常住人口计算，2009 年全县人均生产总值达到 19777 元，比 2008 年增长 17.0%。2010 年全年实现地区生产总值 1599511 万元，比 2009 年增长 15.1%。县域财政总收入达到 354490 万元，增长 92.0%，其中县级财政收入 300177 万元，增长 112.1%。2010 农村居民人均纯收入 6755 元，增长 17.6%。2010 年末全县户籍人口 83.21 万人，其中农业人口 62.48 万人，非农业人口 20.73 万人。

荣昌县从 2005 年开始启动新型农村合作医疗制度，2008 年开始启动城镇居民医疗保险试点工作，2009 年 12 月根据重庆市人民政府《关于调整我市城乡居民合作医疗报销管理体制的意见》（渝府发〔2009〕93 号）文件精神，荣昌县将

---

① 谷柳燕．宜章县 2011 年新型农村合作医疗项目实施情况［EB/OL］．宜章县农经局，郴州农经网，http://www.cznjw.cn/A002/Show.asp? ID=3148.

新型农村合作医疗管理体制由卫生局整体移交至县人力资源与社会保障局，将新型农村合作医疗与城镇居民医疗保险合并成了城乡居民合作医疗保险，从2010年1月1日正式实施，2012年新型农村合作医疗工作移交正式完成。

荣昌县的合作医疗经历过两个阶段：第一阶段是新型农村合作医疗阶段，第二阶段是城乡居民合作医疗阶段。

一、荣昌县农村居民参加合作医疗情况

荣昌县2005年实施新型农村合作医疗一直到实施城乡居民医保以来，农村居民参合率不断提高（见图8-3）。2005年全县有258570人参加新型农村合作医疗，参合率为39.74%，由于刚刚开展新型农村合作医疗，参合率还相对偏低，随着新型农村合作医疗制度的不断推进，参合人数不断增加，参合率不断提高。2006年全县参合40.18万人，参合率61.59%；2007年全县518695名农村居民参加了新型农村合作医疗，参合率达到78.98%。2008年全县共有560714人参加新型农村合作医疗，占全县农业人口总数的85.57%。2009年全县605203名农村居民参加了新型农村合作医疗，参合率达到93.35%。2010年由于将新型农村合作医疗和城镇居民医疗保险合并为城乡居民合作医疗保险，统计数据显示，城乡居民有688686人参加了医疗保险，参保率为93.62%，参加一档的为657584人，参加二档的为31102人。其中，有597186名农村居民参加了城乡居民合作医疗保险，参合率达到93.62%。2012年720236名城乡居民参加了城乡居民合作医疗保险，参保率达到95.65%。

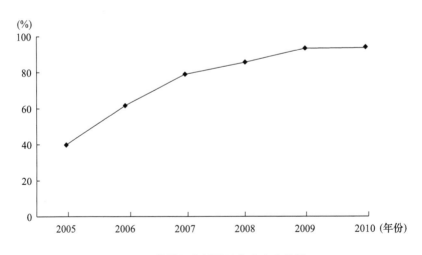

图8-3　荣昌县农村居民参合率变化情况

二、荣昌县合作医疗筹资情况

由于荣昌县合作医疗实施过程经历过两个不同的阶段，具体的筹资标准存在明显差异，第一阶段，新型农村合作医疗的筹资对参合农村居民实行统一标准；第二阶段，将合作医疗筹资标准划分为两个档次。调查数据显示，实施合作医疗8年来，筹资水平不断提高。

2005年全县参合农村居民年人均筹资额30元，其中，中央财政补助10元，市级财政补助4元，县级财政补助6元，农村居民个人缴费10元。2007年，中央对重庆市试点县（市）和农业人口占70%以上的区参合农村居民每人补助20元，地方财政对参合农村居民补助标准由2006年的每人每年15元提高到每人每年20元，农村居民个人缴费10元，使总筹资水平达到每人每年50元。根据中央精神，新型农村合作医疗地方财政补助主要由市级财政负担，市财政与各区县（自治县、市）财政分担比例分别为：市∶贫困区县（自治县、市）＝9∶1（市18元，区县2元），市∶非贫困区县（自治县、市）＝7.5∶2.5（市15元，区县5元），市∶非中央财政补助的区＝5∶5（市10元，区10元）。非中央财政补助的区要承担中央财政对参合农村居民补助20元的补助经费（即区财政应对参合农村居民每人每年补助30元）。2008年新型农村合作医疗筹资水平由50元提高到人均90元，财政补助标准从40元提高到80元。2009年全县参合农村居民年人均筹资额100，其中，中央财政补助40元，市级财政补助30元，县级财政补助10元，农村居民个人缴费20元。

2010年根据重庆市人民政府《关于调整我市城乡居民合作医疗保险管理体制的意见》（渝府发〔2009〕93号）文件精神，荣昌县将新型农村合作医疗与城镇居民医疗保险合并成了城乡居民合作医疗保险，从2010年1月1日正式实施。2009年12月30日，下发了《荣昌县人民政府关于印发荣昌县城乡居民合作医疗保险实施细则（试行）的通知》（荣昌府发〔2009〕93号）。县政府先后于2010年10月25日和2011年3月27日，出台了《〈荣昌县人民政府办公室关于印发荣昌县城乡居民合作医疗保险实施细则（试行）〉补充规定的通知》（荣昌府办发〔2010〕243号）、《荣昌县人民政府关于调整城乡居民合作医疗保险有关政策的通知》（荣昌府发〔2011〕47号）。2010年荣昌县实行的是城乡居民合作医疗保险，将参合居民分为四个类别：普通对象、特补对象、城镇特殊群体、农村特殊群体，参保对象可以分两档来缴纳参合费，一档每人每年缴纳20元，二档每人每年缴纳120元。2011年根据《〈荣昌县城乡居民合作医疗保险实施细则（试行）〉补充规定》，参保居民个人缴费标准一档为每人每年30元，二档个人缴费标准每人每年120元不变。2015年城乡居民医保个人缴费标准：一档每人每年

80元，二档每人每年200元。

从实际筹资规模来看，数据显示，筹资规模不断扩大。2005年新型农村合作医疗筹资总额775.71万元，2006年筹资总额增加到1807.03万元，2007年筹资总额进一步增加到2593.48万元，2008年筹资总额5046.43万元，2009年筹资总额达到6052.03万元（见图8－4）。

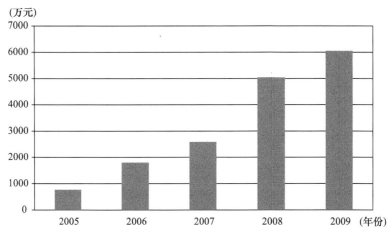

图8－4　2005～2009年荣昌县新型农村合作医疗基金额

三、荣昌县合作医疗补偿情况

荣昌县实施合作医疗8年来，补偿标准不断提高。补偿起付线有所降低，补偿比例不断提高，封顶线不断提高。

2008年6月荣昌县开始实行新的补偿标准，起付线仍然维持原有的一级医院（中心卫生院、镇卫生院）50元，二级医院（县级医院）300元，三级医院（市级医院）1000元，补偿比例一级医院由50%提高为75%，二级医院由40%提高到45%，三级医院仍为20%（见表8－15）。以一级医院为例，病人在某镇卫生院住院治疗期间，除去起付线50元和自费部分，其余费用将由原来的100元报销50元提高到100元报销75。全年住院封顶线，由原来的10000元上调到30000元，即参合农村居民今后每年最多可以报销30000元。同时，新补偿标准对肺结核定额补偿标准进行了调整，由原来的每人每年300元上调为每人每年800元，实行每次补偿比例按50%进行。

2010年开始实施城乡居民合作医疗保险政策，补偿政策发生了较大的变化。相关政策规定，保险基金的支付范围包括：支付参保居民的普通门诊医疗费、按比例支付参保人员的住院医疗费、按比例支付参保人员的特病门诊医疗费。具体补偿政策为：

表 8 – 15   2008 年荣昌县合作医疗新补偿标准

医疗机构	起付线（元）	补偿比例（%）	
		旧标准	新标准
一级医院	50	50	75
二级医院	300	40	45
三级医院	1000	20	20

（1）按第一档参保的，对于普通门诊，年累计最高支付限额为每人每年 20元，报销比例为 100%，连续参保可结转到下一年使用。对符合计划生育政策的住院分娩孕产妇，给予每人 500 元的定额补助。对于住院病人的报销，按下列标准执行（见表 8 – 16）。

表 8 – 16   一档参保对象补偿标准

医院级别	报销起付线（元）	普补	特补	年累计最高支付限额(元/人·年)
一级医院（含社区卫生服务中心）	150	75	80	
二级医院	300	50	55	30000
三级医院	1000	30	30	

注：普通城乡居民参保称为"普补对象"。城镇居民中的低保对象、重度（一、二级）残疾人、本人收入低于荣昌县企业退休人员基本养老金最低标准的 60 周岁以上老年人参保称为"特补对象"。

（2）按第二档参保的，对于普通门诊，年累计最高支付限额为每人每年 40元，报销比例为 100%，连续参保可结转到下一年使用。对符合计划生育政策的住院分娩孕产妇，给予每人 500 元的定额补助。对于住院病人的报销，按下列标准执行（见表 8 – 17）。

表 8 – 17   二档参保对象补偿标准

医院级别	报销起付线（元）	普补（%）	特补（%）	年累计最高支付限额（元/人·年）
一级医院（含社区卫生服务中心）	150	85	90	
二级医院	300	60	65	60000
三级医院	1000	40	45	

注：普通城乡居民参保称为"普补对象"。城镇居民中的低保对象、重度（一、二级）残疾人、本人收入低于荣昌县企业退休人员基本养老金最低标准的 60 周岁以上老年人参保称为"特补对象"。

（3）特殊病（慢病）门诊报销。①恶性肿瘤的放、化疗和镇痛治疗、肾功能衰竭的透析治疗、器官移植术后的抗排异治疗发生的门诊费用，全年报销定额补助5000元，定额补助内的费用凭单据据实报销。②脑血管意外后遗症（脑梗死、脑出血、蛛网膜下腔出血后遗症）、精神病、肝硬化失代偿期、再生障碍性贫血、系统性红斑狼疮、慢性支气管哮喘、慢性阻塞性肺气肿、糖尿病（Ⅱ期）、严重类风湿关节炎、肾病综合征、慢性肾功能不全、慢性心脏病（心功能Ⅲ级）、高血压（Ⅱ级）、慢性活动性肝炎、甲亢发生的门诊费用，全年报销定额补助500元，定额补助内的费用凭单据据实报销。③肺结核病实行定额补助，标准为每人每年补助800元，每次补助50%（只有在县疾病控制中心就诊，并登记造册的才给予补助，其他定点医疗机构不予报销）。

2010年制定了《〈荣昌县城乡居民合作医疗保险实施细则（试行）〉补充规定》，对补偿政策进行了调整，明确提出，2011年住院补偿各级医疗机构起付线和补偿比例不做调整，封顶线一档由30000元提高到60000元，二档由60000元提高到100000元。对于门诊特病补偿，按城镇职工基本医疗保险特殊病种目录调整城乡居民合作医疗保险特殊病种目录，并重新按照相关规定认定，其补偿标准不变。2009年以前原新型农村合作医疗发放的慢病就医证2011年作废，2010年的费用仍按2010年补偿办法标准执行。

2011年荣昌县人民政府出台《关于调整城乡居民合作医疗保险有关政策的通知》对补偿政策进行了再次调整。对特病补偿标准调整如下：一类特病补偿标准由5000元/年提高到8000元/年；二类特病补偿标准由500元/年提高到1000元/年。对住院补偿调整如下：一级医院起付线由150元降低到100元；二级医院300元保持不变；三级医院由1000元降低到800元（见表8-18）。住院补偿比例一级医院由75%提高到78%；二级医院由50%提高到58%；三级医院由30%提高到38%（见表8-18）。为了发展该县的中医药事业，特将县中医院住院补偿标准提高为一档63%，二档68%。同时还将儿童先天性心脏病、白血病纳入重大疾病补偿范围；将血友病、再生障碍性贫血、恶性肿瘤、肝肾移植前透析和手术后排异治疗、严重多器官衰竭（心、肝、肺、脑、肾）等儿童重大疾病住院年封顶线一档100000元提高到120000元，二档由150000元提高到180000元。

表8-18 2011年荣昌县合作医疗住院补偿标准调整情况

医疗机构	起付线（元）		报销比例（%）	
	调整前	调整后	调整前	调整后
一级医院	150	100	75	78
二级医院	300	300	50	58
三级医院	1000	800	30	38

2013 年政策再次做出调整，住院起付线标准为：一级医疗机构 100 元/次，二级 300 元/次，三级 800 元/次。封顶线标准为：一档每人每年 70000 元，二档每人每年 110000 元。参保人员住院发生的政策范围内医疗费用，按以下标准报销：一档：一级医疗机构 80%，二级医疗机构 60%，三级医疗机构 40%。二档：在一档的基础上提高 5 个百分点（见表 8 - 19）。

表 8 - 19　2013 年荣昌县合作医疗住院补偿标准调整情况

医疗机构	起付线（元/次）	报销标准（%）	
		一档	二档
一级医院	100	80	85
二级医院	300	60	65
三级医院	800	40	45

四、荣昌县合作医疗基金使用情况

实施合作医疗以来，基金使用进一步合理，基金使用率不断提高。2005 年的基金使用率（占当年应筹资总额的比例）为 36.06%，2006 年为 56.41%，2007 年为 77.76%，2008 年为 93.51%，2009 年为 119.67%（见图 8 - 5）。

2005 ~ 2009 年全县新型农村合作医疗基金总收入 1.63 亿元，总支出 1.54 亿元，基金结余 927.09 万元（其中，家庭账户基金结余 24.97 万元，统筹基金结余 296.92 万元，风险基金 605.2 万元），基金结余率为 5.69%。

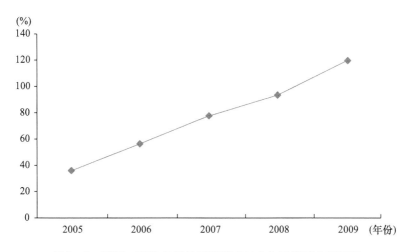

图 8 - 5　2005 ~ 2009 年荣昌县新型农村合作医疗基金使用率

资料来源：黄昌顺. 荣昌县新型农村合作医疗执行中存在的问题及对策［EB/OL］. http：//www. rongchang. gov. cn/zwgk/jyxcxzj/15227. html，2010.

五、荣昌县参合农村居民获得补偿及受益情况

合作医疗实施以来，补偿受益率不断提高。2005 年补偿 5.88 万人次，受益率为 22.73%，补偿金额 281.79 万元；2006 年补偿 14.57 万人次，受益率为 36.27%，补偿金额 1019.32 万元；2007 年补偿 17.23 万人次，受益率为 33.22%，补偿金额 2063.87 万元；2008 年补偿 50.02 万人次，500174 人次受益，受益率为 89.20%，补偿金额 4718.69 万元；2009 年全县共有 1586773 人（次）享受到了合作医疗的补偿，受益率为 262.19%（占参合人数的比例）（见图 8-6）。

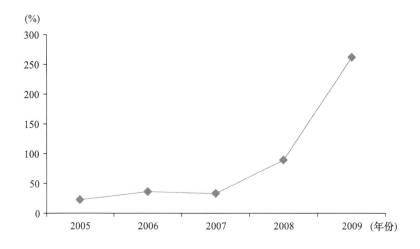

图 8-6 2005~2009 年荣昌县农村居民新型农村合作医疗受益率

资料来源：黄昌顺. 荣昌县新型农村合作医疗执行中存在的问题及对策［EB/OL］. http：//www. rongchang. gov. cn/zwgk/jyxcxzj/15227. html, 2010.

2009 年补偿金额 7242.75 万元，其中，门诊家庭账户补偿 90967 人次，总费用 313.28 万元，补偿 209.86 万元；门诊统筹账户补偿 1429897 人次，总费用 3715.44 万元，补偿 1430.61 万元；慢病补偿（含肺结核病）1034 人次，补偿金额 67.39 万元；孕产妇补偿 3805 人次，补偿金额 108.17 万元；住院补偿 58133 人次，补偿金额 5553.65 万元；五保户体检补偿 4.32 万元。2011 年 1~9 月有 52.28 万参合农村居民获得补偿 4500 余万元，其中，门诊补偿 959.91 万元，3500 余万参合农村居民获得住院补偿 7595.02 万元，住院补偿比达 50%。

实施新型农村合作医疗以来，农村居民看病就医积极性明显提高。据统计，与实施新型农村合作医疗前的 2004 年相比，全县各医疗机构的门诊人次和住院人次都有大幅上升，其中，县直属医疗机构门诊人次上升 45.63%，住院人次上

升135.98%；镇（街）卫生院门诊人次上升4.39%，住院人次上升390.62%，在一定程度上减轻了农村居民因病造成的经济负担，缓解了农村居民"因病致贫、因病返贫"的问题。①

---

① 黄昌顺．荣昌县新型农村合作医疗执行中存在的问题及对策［EB/OL］．http：//www．rongchang．gov．cn/zwgk/jyxcxzj/15227．html，2010．

第九章　政策建议

本书利用全国部门统计数据、样本地区统计数据以及样本地区抽样调查数据，对我国中西部地区农村居民基本医疗保险制度进行调查研究，既包括一直实行新型农村合作医疗制度的地区，也包括实行城乡居民基本医疗保险制度整合的地区。为了进一步完善中西部地区农村居民基本医疗保险制度，提出如下政策建议。

第一节　进一步提高整合城乡居民医疗保险制度的统筹层次

目前我国很多地方实行的针对农村居民的基本医疗保险制度依然是县级统筹模式，统筹层次相对偏低。包括一些已经将城镇居民基本医疗保险和新型农村合作医疗制度进行整合的地区实行的也是县级统筹模式，主要是由于新型农村合作医疗制度大部分地区为县（区）级统筹，整合后若直接将原来各县（区）级的医保基金账户统一到市（地）级，各地会面临制度上的较大调整，县（区）级政府关于城乡居民基本医疗保险制度的管理职能将被弱化，影响制度整合的推进。较低的统筹层次不但影响了医疗保险基金在城乡之间的调配使用，同时也降低了医保基金"大数法则"效应，增加了运行风险。应加快改革步伐，实现更高层次的统筹，推进市（地）级统筹，同时考虑完善分级管理，调动地方政府积极性，提高保障力度和水平，增强医保基金的抗风险能力，减少不同地区间的保障差异，同时可以及时在不同地区之间进行基金的调剂，实现基金在更大范围内统筹使用，提高基金使用效率。

第二节 应该坚持农村居民主动上缴
保费的筹资模式

农村居民个人保费的筹资模式存在多种形式，包括：由乡村干部或乡村医生上门收缴、农村居民个人主动缴纳、滚动式筹资、农村信用社存款扣缴的委托筹资、涉农补贴扣缴（协议委托筹资）等。不同的筹资模式在筹资成本、资金安全性、筹资效率等方面存在很大差异，从可持续发展的角度来看，总体上，相比其他筹资模式，农村居民主动上缴保费的筹资模式是比较符合当前实际和城乡居民基本医疗保险政策内涵的一种筹资模式，体现出明显的优势，也具有可持续性。应该坚持农村居民主动上缴保费的筹资模式，该筹资模式的筹资成本相对不高，筹资时间相对较短，参合资金的安全性较高，具有非常重要的推广价值。这种筹资模式由农村居民主动缴纳保费，体现了农村居民自愿参加的基本原则，也有助于进一步提高农村居民参保积极性和主动性，养成由被动接受到主动参与的行为习惯。

第三节 加强政策宣传和简化政策设计是
未来需要进一步完善的工作

不断加强新型农村合作医疗和城乡居民基本医疗保险相关政策的宣传是提高和巩固参保率非常关键的措施，未来需要进一步加强对政策的宣传，针对目前新型农村合作医疗实行的广泛性以及基层政府长期开展的大量宣传，新型农村合作医疗对于农村居民来说已经不是新鲜事物，基本内容都已了解，现阶段，需要加强的是该项政策具体内容的宣传，让农村居民真正了解政策的核心内容。对于实行整合城乡居民基本医疗保险的地区要加大相关整合政策的宣传力度，特别是实行多档制筹资模式的地区，更要做好宣传和政策解读，避免城乡居民之间对政策理解出现偏差，进而带来新的城乡问题。

同时也要考虑农村居民的认知习惯和认识水平，要进一步简化政策设计，真正发挥政策的效果，避免复杂的政策设计对政策宣传和实施效果的影响。

第四节　建立科学合理的筹资标准调整
机制和补偿标准调整机制

近年来新型农村合作医疗筹资水平不断提高，从 2009 年开始每年都会提高筹资标准，虽然对扩大基金规模、提高补偿水平具有明显的好处，但是政策调整的随意性特征也体现得非常明显，不利于农村居民形成稳定的预期，参保农村居民的受益公平性也相对较差。未来应该建立起科学合理的筹资机制，包括筹资标准的确定要体现科学性，筹资标准的调整要体现合理性，积极探索建立与经济发展水平和农村居民收入状况相适应的筹资机制，逐步缩小城乡基本医保制度筹资水平差距。

未来要避免随意频繁调整新型农村合作医疗和城乡居民基本医疗保险补偿政策，要保持政策的相对稳定和持续运行，巩固和稳定农村居民的政策预期，提高受益公平性。各地要逐步建立起科学的补偿政策调整机制，每一次制定的补偿方案至少应该维持运行三年以上才能再次调整，新型农村合作医疗制度本来在农村地区还没有完全稳固下来，许多农村居民仍然没有表现出坚定的参合意愿，频繁的政策调整，加上现阶段又在不断推进整合城乡居民基本医疗保险的探索实践，总体来讲，农村地区的基本医疗保险制度一直处于变动和调整过程，这会使得制度的吸引力大大降低。

第五节　进一步加强对定点医疗机构的监管，控制
医疗费用的不合理上涨以及住院率的非正常提高

现阶段，中西部地区农村居民的住院补偿比仍然偏低，提高住院补偿比可以提高农村居民的受益水平，缓解就医压力，进一步增强制度吸引力。但是住院补偿比的提高受到筹资水平的制约，在筹资水平一定的情况下，住院补偿比受到次均住院费用和住院率两个因素的影响，无论是医疗费用的上涨还是住院率的提高都会导致实际住院补偿比的下降，因此，有效控制医疗费用的上涨特别是不合理上涨以及住院率的非正常提高，是提高住院补偿比的重要措施，而这两个问题都与医疗机构的行为直接相关，为此，应该不断加强对定点医疗机构行为的监管，

规范医疗机构的用药行为和诊疗行为，防止大处方、大检查、过度医疗、滥用药物等现象发生，开展支付方式改革，有效控制医疗费用的不合理上涨，避免不合理门诊转住院现象的发生。

第六节　进一步突出强调实际住院补偿比在衡量新型农村合作医疗补偿效果方面的重要作用，并进一步提高实际住院补偿比

名义住院补偿比并不能全面真实反映新型农村合作医疗和城乡居民基本医疗保险的补偿效果，受起付线、封顶线、服务包等多个因素的影响，相对来讲，实际住院补偿比能更加科学地反映补偿效果，不同地区、不同机构之间的实际住院补偿比也具有可比性，而且农村居民对该指标的感受也非常直观。不仅如此，现阶段，二者之间差距相对较大，未来应该更加强化实际住院补偿比在衡量新型农村合作医疗和城乡居民基本医疗保险补偿效果方面的作用，逐渐代替名义补偿比用来评价分析补偿效果。

提高新型农村合作医疗和城乡居民基本医疗保险实际住院补偿比，有利于进一步增强制度吸引力，提高参保率和参保意愿。从现阶段来讲，要不断缩小名义补偿比和实际补偿比之间的差距，使实际住院补偿比至少提高到65%以上，这一补偿水平的实现需要其他配套政策的支持，包括控制医疗费用、大力推进基层医疗机构实施基本药物制度、规范医疗机构行为，避免不合理门诊转住院现象的发生等。

参考文献

［1］Tsou，Tang. The Cultural Revolution and Post – Mao Reforms［M］. Chicago：The University of Chicago Press，1986.

［2］Wagstaff A.，Lindelow M，Gao J.，Xu L.，Qian J. Extending Health Insurance to the Rural Population：An Impact Evaluation of Chinaps New Cooperative Medical Scheme［Z］. World Band Policy Research Working Paper，2007.

［3］Jinan Liu，Lingzhong Xu. et al. Analysis of Satisfaction about New Cooperative Medical Scheme and its Influencing Factors in Weihai［Z］. China Health Policy，2008.

［4］高梦滔，王健. 从供给角度对新型农村合作医疗可持续性的思考——云南省玉龙县新型农村合作医疗试点情况调研报告之一［J］. 卫生经济研究，2004（9）.

［5］高梦滔，高广颖等. 从需求角度分析新型农村合作医疗制度运行的效果［J］. 中国卫生经济，2005（5）.

［6］中国人民大学农业与农村发展学院课题组. 论"能力密集型"合作医疗制度的"自动运行"机制——中国农村基本医疗保障制度的可持续发展［J］. 管理世界，2005（11）.

［7］张克云，倪虹. 影响农村居民参加新型农村合作医疗的因素分析［J］. 农业技术经济，2008（3）.

［8］高和荣. 风险社会下农村合作医疗制度的建构［M］. 北京：社会科学文献出版社，2008.

［9］王兰芳，陈万明. 新型农村合作医疗引致的医疗需求与供给变化结果的分析［J］. 中国农村经济，2006（5）.

［10］王兰芳，孟令杰等. 新型农村合作医疗对农村居民影响的实证研究［J］. 农业经济问题，2007（7）.

［11］方黎明，顾昕. 突破自愿性的困局：新型农村合作医疗中参合的激励

机制与可持续性发展[J].中国农村观察，2006（4）.

[12] 顾昕，方黎明.自愿性与强制性之间———中国农村合作医疗的制度嵌入性与可持续性发展分析[J].社会学研究，2004（5）.

[13] 林闽钢.中国农村合作医疗制度的公共政策分析[J].江海学刊，2002（3）.

[14] 张宜民等.论新型农村合作医疗制度的可持续发展[J].中国初级卫生保健，2004（12）.

[15] 韩俊，罗丹.中国农村医疗卫生状况报告[Z].中国发展观察，2005.

[16] 封进，宋铮.中国农村医疗保障制度：一项基于异质性个体决策行为的理论研究[J].经济学季刊，2007（3）.

[17] 顾海，唐艳.强制性制度变迁与农户理性不及的反应——对新型农村合作医疗的两点思考[J].农业经济问题，2006（11）.

[18] 张兵等.新型农村合作医疗制度的政策选择[J].中国农村经济，2005（11）.

[19] 赵忠.健康卫生需求的理论和经验分析方法[J].世界经济，2005（4）.

[20] 王军，龚春艳.新型农村合作医疗制度下的农村居民心理信息组合模式——关于农村居民参合意愿的调查报告［EB/OL］.新型农村合作医疗网（ht-tp：//www.cncms.org.cn），2005.

[21] 湛忠清.影响农村居民参加新型农村合作医疗的因素分析[J].卫生经济研究，2005（4）.

[22] 邓大松等.新型农村合作医疗利益相关主体行为分析[J].中国卫生经济，2004（8）.

[23] 左延莉.新型农村合作医疗的实证分析和过程评价[D].复旦大学博士学位论文，2007.

[24] 王红漫，顾大男等.新型农村合作医疗参与、满意度及持续性的影响因素分析[J].中国人口科学，2006（5）.

[25] 张忠元等.从认知度和关注度讨论参合农村居民对新型农村合作医疗的监管问题[J].中国卫生事业管理，2010（10）.

[26] 易红梅等.新型农村合作医疗：农村居民认知与受益调查[J].人口学刊，2011（1）.

[27] 叶慧，谢冰.农户参加新型合作医疗的影响因素分析——基于少数民族贫困地区的个案调查[J].统计研究，2008（10）.

[28] 吴晓红等.新型农村合作医疗上门收取个人筹资方式研究[J].中国卫

生经济, 2007 (1).

[29] 潘小炎等. 百色市田阳县农村合作医疗制度筹资机制分析[J]. 右江民族医学院学报, 2009 (2).

[30] 王靖元. 论合作医疗滚动筹资的发展趋势[J]. 中国农村卫生事业管理, 2007 (3).

[31] 王靖元等. 新型农村合作医疗农村居民筹资制度的探讨——赣榆县建立农村居民滚动式预缴费制度的做法[J]. 中国初级卫生保健, 2005 (9).

[32] 汪时东等. 新型农村合作医疗滚存式个人筹资方式研究[J]. 中国卫生经济, 2007 (1).

[33] 朱曙升等. 新型农村合作医疗实施筹资机制创新的实践与思考[J]. 中国农村卫生事业管理, 2004 (12).

[34] 李琼, 李湘玲. 西部民族地区新型农村合作医疗委托筹资方式实践探索——以湘西土家族苗族自治州为例[J]. 甘肃社会科学, 2011 (4).

[35] 秦其荣等. 新型农村合作医疗农村居民协议委托筹资方式研究[J]. 中国卫生经济, 2007 (1).

[36] 周绿林等. 新型农村合作医疗筹资模式差异性实证研究——以江苏省为例[J]. 中国卫生事业管理, 2012 (1).

[37] 赵立飞. 六种合作医疗筹资方法的比较[J]. 中国初级卫生保健, 2006 (8).

[38] 闫茵. 甘肃新型农村合作医疗试点筹资机制年度运行分析[J]. 开发研究, 2009 (3).

[39] 冯晓. 新型农村合作医疗筹资路径的实践与探索[J]. 农业技术经济, 2006 (2).

[40] 朱兆芳等. 新型农村合作医疗个人保费收缴方式比较分析[J]. 中国卫生经济, 2008 (11).

[41] 胡善联. 全国新型农村合作医疗制度的筹资运行状况[J]. 中国卫生经济, 2004 (9).

[42] 聂妍, 杜玉开. 参合筹资与补偿: 新型农村合作医疗动态分析[J]. 中国卫生经济, 2009 (12).

[43] 张英洁, 新型农村合作医疗统筹补偿方案研究[D]. 山东大学博士学位论文, 2009.

[44] 左延莉、胡善联等. 新型农村合作医疗门诊统筹模式与家庭账户模式的比较研究[J]. 中国卫生经济, 2006 (12).

[45] 左延莉, 胡善联等. 新型农村合作医疗门诊补偿模式对卫生服务利用

和管理方式的影响[J].卫生经济研究，2008（2）．

［46］焦克源，李魁．新型农村合作医疗制度补偿模式的分析、比较与选择——基于甘肃省的实践调研[J].农村经济，2010（8）．

［47］张晓红等．新型农村合作医疗筹资水平的提高与参合农村居民受益相关因素的分析[J].中国现代药物应用，2011（12）．

［48］于保荣等．新型农村合作医疗筹资水平与筹资能力分析[J].中国卫生经济，2008（9）．

［49］郑蕾．西部新型农村合作医疗筹资适度性分析[J].西安电子科技大学学报（社会科学版），2011（3）．

［50］杨琴芝．新型农村合作医疗筹资模式的分析与建议[J].时代金融，2011（2）．

［51］郝明彦．太原市新型农村合作医疗门诊统筹研究[D].山西医科大学硕士学位论文，2010．

［52］王雅静．西部地区新型农村合作医疗门诊统筹模式探讨——基于某县的案例分析[J].长江大学学报（社会科学版），2010（1）．

［53］肖云昌．江西新型农村合作医疗家庭账户将向门诊统筹并轨[N].健康报，2008－8－19．

［54］陈尚文．江西省新型农村合作医疗门诊统筹调查研究[J].中国卫生事业管理，2010（11）．

［55］王禄生，张里程．我国农村合作医疗制度发展历史及其经验教训[J].中国卫生经济，1996（8）．

［56］邓燕云．农村合作医疗制度的历史变迁[J].农村经济，2007（10）．

［57］黄昌顺．荣昌县新型农村合作医疗执行中存在的问题及对策［EB/OL］．重庆市荣昌县人民政府公众信息网，http：//www. rongchang. gov. cn/zwgk/jyxcxzj/15227. html，2010．

［58］王象礼．新型农村合作医疗运行中出现的问题与改进建议[Z].中国人民政治协商会议山西省委员会提案，2009．

［59］谷柳燕．宜章县2011年新型农村合作医疗项目实施情况［EB/OL］．http：//www. cznjw. cn/A002/Show. asp？ID＝3148．

［60］马斌等．关于城乡社会保障一体化的理论综述[J].人口与经济，2008（5）．

［61］刘春生．常熟市城乡居民基本医疗保险统筹效果的实证研究[D].北京：北京协和医学院硕士学位论文，2012．

［62］王欢，苏锦英，闫磊磊，张亮．底线公平视角下城镇居民基本医疗保

险制度与新型农村合作医疗制度的比较[J].医学与社会，2009（1）.

［63］王保真，徐宁，孙菊．统筹城乡医疗保障的实质及发展趋势[J].中国卫生政策研究，2009（8）.

［64］梅丽萍，仇雨临．统筹城乡医疗保险研究综述[J].中国卫生经济，2009（8）.

［65］夏迎秋，景鑫亮，段沁江．我国城乡居民基本医疗保险制度衔接的现状、问题与建议[J].中国卫生政策研究，2010（1）.

［66］王宗凡．统筹城乡医疗保险的问题、实践和建议[N].中国劳动保障报，2012－08－31.

［67］夏芹．城乡一体化全民基本医疗保险筹资可行性研究[D].山东大学博士学位论文，2010.